精彩诗图话方剂

主编
周超凡
张静楷

中国科学技术出版社
·北京·

图书在版编目（CIP）数据

精彩诗图话方剂 / 周超凡，张静楷主编. -- 北京：中国科学技术出版社，2024.7. -- ISBN 978-7-5236-0872-2

Ⅰ.R289

中国国家版本馆 CIP 数据核字第 2024T45T85 号

精彩诗图话方剂　JINGCAI SHITU HUA FANGJI

策划编辑	卢紫晔
责任编辑	李　洁
封面设计	陈秀梅
正文设计	中文天地
责任校对	焦　宁
责任印制	李晓霖

出　　版	中国科学技术出版社
发　　行	中国科学技术出版社有限公司
地　　址	北京市海淀区中关村南大街 16 号
邮　　编	100081
发行电话	010-62173865
传　　真	010-62173081
网　　址	http://www.cspbooks.com.cn

开　　本	710mm×1000mm　1/16
字　　数	200 千字
印　　张	15
版　　次	2024 年 7 月第 1 版
印　　次	2024 年 7 月第 1 次印刷
印　　刷	北京顶佳世纪印刷有限公司
书　　号	ISBN 978-7-5236-0872-2 / R·3306
定　　价	109.00 元

（凡购买本社图书，如有缺页、倒页、脱页者，本社销售中心负责调换）

作者简介

主编　周超凡

中国中医科学院中医基础理论研究所二级研究员，主任医师，全国名中医，首都国医名师，终身享受国务院政府特殊津贴。

曾任七届、八届、九届、十届全国政协委员，五届、六届、七届、八届、九届国家药典委员会执行委员，十届特别顾问，2010年获中国药典发展卓越成就奖。主要著作有《历代中医治则精华》《中医治则学》《周超凡论中药》《周超凡临证用药经验集锦》《周超凡临证中药新用》《国家基本药物实用指南》《精彩诗图话中药》《周超凡学术传承文集》等。

临床擅长治疗偏头痛、失眠、焦虑、抑郁症、高血压病、糖尿病、冠心病、咳嗽、支气管炎等疾病。

周超凡（左），中国中医科学院二级研究员、主任医师

张静楷（右），中国中医科学院主任中药师、研究员

序

甲辰五月，周超凡先生驰电邀我为《精彩诗图话方剂》写个序。

周先生是我尊敬的老师和学长，我们亦师亦友，彼此交谊极深。

唐代诗人高适在《答侯少府》中写到："性灵出万象，风骨超常伦。"宋代吴惟信在《晋书》里说："其器识高爽，风骨魁奇。"几句诗都是赞扬杰出的人才风格与精神的意思。我认为，周超凡先生就是当今学界这样一位风骨魁奇，器识高爽的人。

近年来，周超凡先生的学术地位和影响力日益扩大，这和他的人格魅力、学术高度和开阔的视野以及他的思想境界是分不开的。

周先生著的此书，可谓"大家写小书"，著名老中医，中医学家做科普，能写好，是很不容易的事情。周先生写过一本《精彩诗图话中药》，今天又著此书，两书可谓是"姊妹篇"。

周先生虽多年研究药学，但从未离却临床，故对中医方剂，也是研究至深。方剂是传统中医药的重要组成部分，具有几千年历史和临床应用经验，而且使用简便，容易被患者接受；又由多种药材组成，所以具有相互协同、增强疗效的作用。

方剂配伍严谨，亦能够有效调节"证候"，但其规律和掌握的"度"，许多初于临床的人还需要细究才能娴熟。周先生此书图文并茂，强调精准用方，利用朗朗上口的韵律，就方剂配伍、组成、功用和主治做了许多归纳、阐述，非常容易普及和推广，其中的许多诠释，为临床工作者提出思考线索，颇足参考，故为短序。

卢祥之

2024 年 7 月于中国科学院

前言

  本书收载的方剂以基础方、代表方、经典名方为主。方剂中药味一般不超过十味，目的是希望达到药简力专、药简力宏，防止用大方。方剂诗歌内容包括方剂药物组成（以君、臣、佐、使次序排列，力图体现中药在方剂中的主辅配伍作用）、方剂的功用、主治病证。中医方药，历来有"药有单行之功，方有合群之妙"。临证用药既要充分发挥中药单行直达之功，又要巧用方剂增效减毒之妙，如此，方可使方中药物相辅相成，相得益彰，成为一个整体。方剂组成精炼了，主证主病突出了，更便于读者理解、掌握、背诵和记忆。本书收录方剂180余首，基本上可以满足临床上对中药方剂的需求。

  精准用方是临床医生与患者的共同愿望与目标。为了保证精准用药，方剂诗歌内容相对精准，不偏离中医药临床实际，经得起中医临床检验，我们摘录了具有权威性、标准性、代表性的高等中医药院校《方剂学》相关内容作为标准，并与歌诀内容对照，希望起到校正方剂诗歌的作用。

  笔者自编中药方剂诗歌当时只为带教研究生、进修生及众弟子参阅，其目的是帮助学生理解、背诵、记忆。近几年中药方剂歌诀渐在学生中流传，也被一些中药书引用。现应部分学生建议与要求，对歌诀稍作整理出版。由于歌诀内容需要在中医临床中进一步检验，在文字技巧上也需不断修改提高，努力争取做到通俗易懂，深入浅出，图文并茂，形象生动。读起来朗朗上口，易背易记。在眼看、口念、耳听的过程中，帮助理解、增强记忆，学习中医，感受中医之美。这是作者、读者的共同心愿，故希望广大读者对书中不足之处提出宝贵的修改意见，以利再版时进一步提高。特别对国家原卫生部副部长佘靖女士题写本书书名，国家原林业部副部长刘广运先生为中药方剂"补中益气汤"题字，表示由衷的感谢！

周超凡

2024年7月7日

内容提要

本书收载的方剂诗歌以基础方、代表方、经典名方为主，共收录180余首。方剂中药味一般不超过十味，目的是希望达到药简力专、药简力宏，防止用大方。方剂诗歌内容包括方剂药物组成（以君、臣、佐、使次序排列，力图体现中药在方剂中的主辅配伍作用）、方剂的功用、主治病证。"药有单行之功，方有合群之妙"。临证用药既要充分发挥中药单行直达之功，又要巧用方剂增效减毒之妙，如此方可使方中药物相辅相成，相得益彰，成为一个整体。方剂组成精炼了，主证主病突出了，更便于读者理解、掌握、背诵和记忆。本书可供中医、中药相关专业的教学、科研人员选读，也可供医学院校师生、医疗机构从业者、中医药爱好者阅读参考。

目录 CONTENTS

第一章　解表剂（14 种）　　001

第一节　辛温解表剂（8 种）/ 002

　　麻黄汤 / 002

　　大青龙汤 / 003

　　桂枝汤 / 004

　　九味羌活汤 / 005

　　香苏散 / 006

　　小青龙汤 / 007

　　射干麻黄汤 / 008

　　止咳散 / 009

第二节　辛凉解表剂（3 种）/ 010

　　银翘散 / 010

　　桑菊饮 / 011

　　麻黄杏仁甘草石膏汤 / 012

第三节　扶正解表剂（3 种）/ 013

　　败毒散 / 013

　　麻黄细辛附子汤 / 014

　　葱白七味饮 / 015

第二章　泻下剂（6 种）　　017

第一节　寒下剂（1 种）/ 018

　　大承气汤 / 018

第二节　温下剂（1 种）/ 019

　　大黄附子汤 / 019

第三节　润下剂（3 种）/ 020

　　麻子仁丸 / 020

　　五仁丸 / 021

　　济川煎 / 022

第四节　攻补兼施剂（1 种）/ 023

　　增液承气汤 / 023

第三章　和解剂（7种）　　025

第一节　和解少阳剂（3种）/026
  小柴胡汤 / 026
  蒿芩清胆汤 / 027
  达原饮 / 028

第二节　调和肝脾剂（3种）/029
  四逆散 / 029
  逍遥散 / 030
  痛泻要方 / 031

第三节　调和寒热剂（1种）/032
  半夏泻心汤 / 032

第四章　清热剂（16种）　　033

第一节　清气分热剂（2种）/034
  白虎汤 / 034
  竹叶石膏汤 / 035

第二节　清营凉血剂（2种）/036
  清营汤 / 036
  犀角地黄汤 / 037

第三节　清热解毒剂（1种）/038
  黄连解毒汤 / 038

第四节　清脏腑热剂（11种）/039
  导赤散 / 039
  龙胆泻肝汤 / 040
  左金丸 / 041
  泻白散 / 042
  【附方】葶苈大枣泻肺汤 / 043
  清胃散 / 044
  玉女煎 / 045
  白头翁汤 / 046
  青蒿鳖甲汤 / 047
  清骨散 / 048
  当归六黄汤 / 049

第五章　祛暑剂（4种）　051

第一节　祛暑解表剂（2种）/052
  香薷散 / 052
  【附方】新加香薷饮 / 053

第二节　祛暑利湿剂（1种）/054
  六一散 / 054

第三节　祛暑益气剂（1种）/055
  清暑益气汤 / 055

第六章　温里剂（9种）　057

第一节　温中祛寒剂（5种）/058
  理中丸 / 058
  【附方】附子理中丸 / 059
  小建中汤 / 060
  吴茱萸汤 / 061
  大建中汤 / 062

第二节　回阳救逆剂（1种）/063
  四逆汤 / 063

第三节　温经散寒剂（3种）/064
  当归四逆汤 / 064
  黄芪桂枝五物汤 / 065
  暖肝煎 / 066

第七章　表里双解剂（3种）　067

第一节　解表清里剂（1种）/068
  葛根黄芩黄连汤 / 068

第二节　解表攻里剂（2种）/069
  大柴胡汤 / 069
  升降散 / 070

第八章 补益剂（24种）

第一节 补气剂（8种）/072

四君子汤 / 072

【附方】异功散 / 073

【附方】六君子汤 / 074

参苓白术散 / 075

补中益气汤 / 076

玉屏风散 / 077

生脉散 / 078

人参蛤蚧散 / 079

第二节 补血剂（4种）/080

四物汤 / 080

【附方】十全大补汤 / 081

当归补血汤 / 082

归脾汤 / 083

第三节 气血双补剂（2种）/084

八珍汤 / 084

炙甘草汤（又名复脉汤）/ 085

第四节 补阴剂（7种）/086

六味地黄丸 / 086

【附方】知柏地黄丸 / 087

【附方】杞菊地黄丸 / 088

【附方】都气丸 / 088

大补阴丸（原名大补丸）/ 089

一贯煎 / 090

益胃汤 / 091

第五节 补阳剂（1种）/092

肾气丸（又名八味肾气丸、崔氏八味丸）/ 092

第六节 阴阳并补剂（2种）/093

龟鹿二仙胶 / 093

七宝美髯丹 / 094

第九章　固涩剂（9种）　　095

第一节　固表止汗剂（1种）/096
　　牡蛎散 / 096

第二节　敛肺止咳剂（1种）/097
　　九仙散 / 097

第三节　涩肠固脱剂（2种）/098
　　四神丸 / 098
　　驻车丸 / 099

第四节　涩精止遗剂（3种）/100
　　金锁固精丸 / 100
　　桑螵蛸散 / 101
　　缩泉丸（原名固真丹）/ 102

第五节　固崩止带剂（2种）/103
　　固经丸 / 103
　　易黄汤 / 104

第十章　安神剂（6种）　　105

第一节　重镇安神剂（1种）/106
　　桂枝甘草龙骨牡蛎汤 / 106

第二节　补养安神剂（3种）/107
　　酸枣仁汤 / 107
　　甘麦大枣汤 / 108
　　养心汤 / 109

第三节　交通心肾剂（2种）/110
　　交泰丸 / 110
　　黄连阿胶汤 / 111

第十一章 理气剂（14 种） 113

第一节 行气剂（8 种）/114

越鞠丸 / 114
柴胡疏肝散 / 115
金铃子散 / 116
瓜蒌薤白白酒汤 / 117
【附方】瓜蒌薤白半夏汤 / 117
半夏厚朴汤 / 118
厚朴温中汤 / 119
加味乌药汤 / 120

第二节 降气剂（6 种）/121

苏子降气汤 / 121
定喘汤 / 122
四磨汤 / 123
旋覆代赭汤 / 124
橘皮竹茹汤 / 125
丁香柿蒂汤 / 126

第十二章 理血剂（11 种） 127

第一节 活血祛瘀剂（8 种）/128

桃核承气汤 / 128
血府逐瘀汤 / 129
补阳还五汤 / 130
复元活血汤 / 131
温经汤 / 132
生化汤 / 133
桂枝茯苓丸 / 134
失笑散 / 135

第二节 止血剂（3 种）/136

咳血方 / 136
小蓟饮子 / 137
槐花散 / 138

第十三章 治风剂（7种） 139

第一节 疏散外风剂（5种）/140

　　川芎茶调散 / 140

　　消风散 / 141

　　【附方】当归饮子 / 142

　　牵正散 / 143

　　小活络丹 / 144

第二节 平息内风剂（2种）/145

　　天麻钩藤饮 / 145

　　镇肝息风汤 / 146

第十四章 治燥剂（9种） 147

第一节 轻宣外燥剂（3种）/148

　　杏苏散 / 148

　　桑杏汤 / 149

　　清燥救肺汤 / 150

第二节 滋润内燥剂（6种）/151

　　麦门冬汤 / 151

　　养阴清肺汤 / 152

　　百合固金汤 / 153

　　琼玉膏 / 154

　　玉液汤 / 155

　　增液汤 / 156

第十五章 祛湿剂（19种）

第一节 燥湿和胃剂（2种）/158
  平胃散 / 158
  藿香正气散 / 159

第二节 清热祛湿剂（7种）/160
  茵陈蒿汤 / 160
  八正散 / 161
  三仁汤 / 162
  连朴饮 / 163
  二妙散 / 164
  【附方】三妙丸 / 165
  【附方】四妙丸 / 165

第三节 利水渗湿剂（4种）/166
  五苓散 / 166
  猪苓汤 / 167
  防己黄芪汤 / 168
  五皮散 / 169

第四节 温化寒湿剂（3种）/170
  苓桂术甘汤 / 170
  甘草干姜茯苓白术汤
  （又名肾着汤）/ 171
  真武汤 / 172

第五节 祛湿化浊剂（1种）/173
  萆薢分清饮
  （原名萆薢分清散）/ 173

第六节 祛风胜湿剂（2种）/174
  羌活胜湿汤 / 174
  独活寄生汤 / 175

第十六章 祛痰剂（10 种） 177

第一节 燥湿化痰剂（3 种）/178
  二陈汤 / 178
  茯苓丸（治痰茯苓丸）/ 179
  温胆汤 / 180

第二节 清热化痰剂（3 种）/181
  清气化痰丸 / 181
  小陷胸汤 / 182
  滚痰丸（礞石滚痰丸）/ 183

第三节 润燥化痰剂（1 种）/184
  贝母瓜蒌散 / 184

第四节 温化寒痰剂（2 种）/185
  苓甘五味姜辛汤 / 185
  三子养亲汤 / 186

第五节 治风化痰剂（1 种）/187
  半夏白术天麻汤 / 187

第十七章 消导化积剂（4 种） 189

第一节 消食化滞剂（3 种）/190
  保和丸 / 190
  【附方】大安丸 / 191
  枳实导滞丸 / 192

第二节 健脾消食剂（1 种）/193
  葛花解酲汤 / 193

第十八章 治痈疡剂（9种）

仙方活命饮 / 196

五味消毒饮 / 197

四妙勇安汤 / 198

阳和汤 / 199

犀黄丸 / 200

海藻玉壶汤 / 201

消瘰丸 / 202

苇茎汤 / 203

大黄牡丹汤 / 204

附录 / 205

附录 A / 207

附录 B / 208

附录 C / 209

索引 / 211

第一章 解表剂（14种）

第一节 辛温解表剂（8种）

麻黄汤
má huáng tāng

《伤寒论》

麻黄

【方歌】

麻黄发汗且平喘，
解表散寒肺气宣。
桂枝解肌调营卫，
杏仁甘草治咳喘。
外感风寒表实证，
恶寒发热无汗喘，
头身疼痛服之消。

【组成】麻黄9g，桂枝6g，杏仁9g，炙甘草6g。

【功用】发汗解表，宣肺平喘。

【主治】外感风寒表实证。恶寒发热，头疼身痛，无汗而喘，舌苔薄白，脉浮紧。

【古方歌】

麻黄汤中用桂枝，杏仁甘草四般施，
发热恶寒头项痛，伤寒服此汗淋漓。

桂枝

大青龙汤

《伤寒论》

方歌

麻黄发汗解表强,
桂枝发汗解肌宜。
石膏清里透郁热,
杏仁宣降肺气畅。
调和营卫姜枣良,
发汗解表清里热。
外感风寒郁热证,
恶寒发热头痛宜

杏仁

炙甘草

【组成】麻黄12g,桂枝6g,石膏18g,杏仁6g,炙甘草6g,生姜9g,大枣6g。

【功用】发汗解表,兼清里热。

【主治】1.外感风寒,内有郁热证。恶寒发热,头疼身痛,不汗出而烦躁,脉浮紧。

2.溢饮。身体疼重,或四肢浮肿,恶寒身热,无汗,烦躁,脉浮紧。

古方歌

大青龙汤桂麻黄,杏草石膏姜枣藏,
太阳无汗兼烦躁,发表清里此方良。

第一章 解表剂（14种）

桂枝汤

guì zhī tāng

《伤寒论》

方歌

桂枝发表祛风寒,
调和营卫白芍存。
和胃止呕用生姜,
调理脾胃草枣含。
外感风寒表虚证,
恶风发热汗出安。

桂枝

白芍

【组成】桂枝9g,白芍9g,生姜9g,大枣6g,炙甘草6g。
【功用】解肌发表,调和营卫。
【主治】外感风寒表虚证。恶风发热,汗出头痛,鼻鸣干呕,苔白不渴,脉浮缓或浮弱。

古方歌

桂枝汤治太阳风,桂芍甘草姜枣同,
解肌发表调营卫,汗出恶风此方功。

九味羌活汤
jiǔ wèi qiāng huó tāng

张元素方，录自《此事难知》

方歌

羌活性温辛味浓，
防风祛风又止疼。
苍术细辛祛寒湿，
川芎白芷治头痛。
生地黄芩清里热，
调和诸药甘草从。
恶寒发热且头痛，
肢体酸痛此方宗。

羌活

【组成】羌活9g，防风9g，苍术9g，细辛3g，川芎6g，香白芷6g，生地黄12g，黄芩6g，甘草6g。

【功用】发汗祛湿，兼清里热。

【主治】外感风寒湿邪，内有蕴热证。恶寒发热，无汗，头痛项强，肢体酸痛酸楚，口苦微渴，舌苔白或微黄，脉浮或浮紧。

防风

古方歌

九味羌活用防风，细辛苍芷与川芎，
黄芩生地同甘草，三阳解表宜变通。

香苏散
xiāng sū sǎn

《太平惠民和剂局方》

方歌

苏叶解表散风寒，
理气宽中脘闷消。
香附行气也解郁，
陈皮理气气机安。
健脾和中甘草伴。
外感风寒气郁证，
恶寒身热头痛安。

香附

【组成】紫苏叶12g，香附子12g，陈皮6g，炙甘草3g。
【功用】疏散风寒，理气和中。
【主治】外感风寒，气郁不舒证。恶寒身热，头痛无汗，胸脘痞闷，不思饮食，舌苔薄白，脉浮。

古方歌

香苏散内草陈皮，疏散风寒又理气，
外感风寒兼气滞，寒热无汗胸脘痞。

紫苏叶

小青龙汤

xiǎo qīng lóng tāng

《伤寒论》

【方歌】

麻黄桂枝散风寒,
温肺化饮治咳喘。
干姜细辛来相助,
半夏燥湿痰饮消。
白芍养血又和营,
五味敛肺止咳喘。
甘草化痰而和中,
外寒内饮且寒喘。
头身疼痛也无汗,
痰涎清稀服之消。

干姜

细辛

【组成】 麻黄9g,桂枝9g,干姜6g,细辛3g,半夏9g,芍药9g,五味子9g,炙甘草6g。

【功用】 解表散寒,温肺化饮。

【主治】 外寒内饮证。恶寒发热,头身疼痛,无汗,喘咳,痰涎清稀而量多,胸痞或干呕,痰饮喘咳不得平卧,或身体疼重,头面四肢浮肿,舌苔白滑,脉浮。

古方歌

小青龙汤治水气,喘咳呕秽渴利慰,
姜桂麻黄芍药甘,细辛半夏兼五味。

射干麻黄汤
shè gàn má huáng tāng
《金匮要略》

=== 方 歌 ===

麻黄解表肺气宣,
平喘化饮治咳喘。
射干清热又解毒,
消痰利咽痰涎消。
细辛半夏痰饮痊,
紫菀款冬咳痰喘。
五味敛肺治喘咳,
甘草姜枣调中焦。
痰饮郁结气逆证,
喉中痰鸣效尤专。

射干

【组成】麻黄9g,射干9g,细辛3g,半夏9g,紫菀9g,款冬花9g,五味子9g,生姜12g,大枣2枚。

【功用】宣肺祛痰,下气止咳。

【主治】痰饮郁结,气逆喘咳证。咳而上气,喉中痰鸣。风寒束表,脉浮。

款冬花

止咳散

zhǐ ké sǎn

《医学心悟》

方歌

紫菀百部善止咳，
新久咳嗽均适合。
桔梗白前调宣降，
荆芥陈皮甘草含。
风邪犯肺致痰咳，
咳嗽咽痒服之安。

百部

紫菀

【组成】紫菀12g，百部12g，桔梗12g，白前12g，荆芥12g，陈皮6g，炒甘草4g。

【功用】宣利肺气，疏风止咳。

【主治】风邪犯肺之咳嗽证。咳嗽咽痒，咯痰不爽，或微恶风发热，舌苔薄白，脉浮缓。

古方歌

止咳散用百部菀，白前桔草荆陈研，
宣肺疏风止咳痰，姜汤调服不必煎。

第二节 辛凉解表剂（3种）

银翘散
yín qiào sǎn

《温病条辨》

金银花

【组成】金银花15g，连翘15g，薄荷10g，苦桔梗10g，牛蒡子10g，荆芥穗10g，豆豉10g，竹叶10g，生甘草6g，芦根10g。

【功用】辛凉透表，清热解毒。

【主治】温病初起。发热，微恶风寒，无汗或有汗不畅，口渴头痛，咳嗽咽痛，舌尖红，苔薄白或薄红，脉浮数。

方歌

银花连翘散风热，
清热解毒庚气克。
薄荷桔梗与牛蒡，
清利头目散风热。
荆芥豆豉与竹叶，
甘草芦根透表热。
温病初起发热证，
头痛口渴服之宜。

古方歌

银翘散主上焦医，竹叶荆牛薄荷豉，
甘桔芦根凉解法，风温初起此方宜。

连翘

桑菊饮

sāng jú yǐn

《温病条辨》

方歌

桑叶菊花散风热，
薄荷利咽不口渴。
桔梗杏仁草止咳，
连翘苇根清肺热。
风温初起微咳证，
身热不甚较适宜。

菊花

桑叶

【组成】 桑叶 12g，菊花 10g，薄荷 10g，苦桔梗 10g，杏仁 9g，生甘草 5g，连翘 10g，苇根 12g。

【功用】 疏风清热，宣肺止咳。

【主治】 风温初起，邪客肺络证。但咳，身热不甚，口微渴，脉浮数。

古方歌

桑菊饮中桔梗翘，杏仁甘草薄荷饶，
芦根为引轻清剂，热盛阳明入母膏。

麻黄杏仁甘草石膏汤
má huáng xìng rén gān cǎo shí gāo tāng

《伤寒论》

石膏

方歌

麻黄宣肺而平喘，
清热泻肺石膏添。
杏仁止咳平喘好，
甘草化痰止咳喘。
外感邪热壅肺证，
身热不解且咳喘，
咳逆气急服之消。

【组成】麻黄9g，石膏18g，杏仁9g，炙甘草6g。

【功用】辛凉疏表，清肺平喘。

【主治】外感风邪，邪热壅肺证。身热不解，有汗或无汗，咳逆气急，甚则鼻煽，口渴，苔薄白或黄，脉浮数。

古方歌

仲景麻杏甘石汤，辛凉宣肺清热良，
邪热壅肺咳喘急，有汗无汗均可尝。

杏仁

败毒散

《太平惠民和剂局方》

方歌

祛风散寒羌独活，
发散宣痹柴芎饶。
桔梗枳壳调升降，
前胡茯苓杜生痰。
生姜薄荷表邪散，
参草扶正邪气却。
气虚外感风寒湿，
憎寒壮热咳有痰，
头痛项强易见效。

独活

川芎

【组成】羌活10g，独活10g，柴胡10g，川芎10g，炒桔梗10g，枳壳10g，前胡10g，茯苓10g，生姜5g，薄荷5g，人参10g，甘草6g。

【功用】散寒祛湿，益气解表。

【主治】气虚外感风寒湿证。憎寒壮热，头项强痛，肢体酸痛，无汗，鼻塞声重，咳嗽有痰，胸膈痞满，舌苔白腻，脉浮而重按无力。

古方歌

人参败毒茯苓草，枳桔柴前羌独芎，
薄荷少许姜三片，时行感冒有奇功。

第三节 扶正解表剂（3种）

麻黄细辛附子汤
《伤寒论》

方歌

麻黄解表寒邪散，
细辛散寒温里好。
附子助阳正气旺，
助阳解表有高招。
阳虚外感风寒证，
恶寒甚剧发热少，
神疲欲寐服之瘥。

细辛

【组成】麻黄6g，细辛3g，附子9g。
【功用】助阳解表。
【主治】素体阳虚，外感风寒表证。发热，恶寒甚剧，其寒不解，神疲欲寐，脉沉微。

古方歌

麻黄细辛附子汤，发表温经两法彰，
若非表里相兼治，少阴反热曷能康。

附子

葱白七味饮

《外台秘要》

方歌

葱葛解表散风寒，
地黄麦冬阴血存。
豆豉生姜散表邪，
血虚外感受风寒。
头痛身热且无汗，
血虚感冒服之安。

麦冬

生姜

【组成】葱白9g，干葛9g，干地黄9g，生麦门冬9g，新豉6g，生姜6g。
【功用】养血解表。
【主治】血虚外感风寒证。病后阴血亏虚，调摄不慎，感受外邪，或失血之后感冒风寒致头痛身热，微寒无汗。

古方歌

葱白七味外台方，豆豉葛根与生姜，
麦冬生地千扬水，血虚外感最相当。

第一章 泻下剂（6种）

第一节 寒下剂（1种）

大承气汤
dà chéng qì tāng

《伤寒论》

厚朴

【组成】大黄12g，炙厚朴24g，炙枳实12g，芒硝9g。

【功用】峻下热结。

【主治】1.阳明腑实证。大便不通，频转矢气，脘腹痞满，腹痛拒按，按之硬，甚或潮热谵语，手足濈然汗出，舌苔黄燥起刺，或焦黑燥裂，脉沉实。

2.热结旁流证。下利清水，色纯青，其气臭秽，脐腹疼痛，按之坚硬有块，口干舌燥，脉滑实。

3.里实热证。见热厥、痉病、发狂者。

方歌

大黄苦寒能泄热，
峻下热结通便捷。
厚朴行气消胀满，
枳实散结消痞强。
芒硝软坚且通便，
峻下热结存阴良。
阳明腑实诸征象，
痞满燥实服之宜。

古方歌

大承气汤用芒硝，枳实厚朴大黄饶，
救阴泻热功偏擅，急下阳明有数条。

大黄

大黄附子汤

dà huáng fù zǐ tāng

《金匮要略》

方歌

大黄荡涤积滞通,
附子温里又止痛。
细辛辛温散寒结,
温里散寒便秘松。
寒积里实腹痛证,
腹痛便秘胁下痛,
发热畏寒渐无踪。

大黄

细辛

【组成】大黄9g,附子(炮)12g,细辛3g。

【功用】温里散寒,通便止痛。

【主治】寒积里实证。腹痛便秘,胁下偏痛,发热,畏寒肢冷,舌苔白腻,脉弦紧。

古方歌

大黄附子金匮方,散寒通便止痛良,
细辛三味同煎服,功专温下妙非常。

第二节 温下剂(1种)

第三节 润下剂（3种）

麻子仁丸
má zǐ rén wán

《伤寒论》

火麻仁

【组成】火麻仁20g，大黄12g，杏仁10g，白芍9g，炙厚朴9g，枳实9g。蜂蜜和丸。
【功用】润肠泄热，行气通便。
【主治】脾约证。大便干结，小便频数，脘腹胀痛，舌红苔黄，脉数。

方歌

麻仁润肠又通便，
大黄泄热治便结。
杏仁降气又润肠，
白芍和血缓急良。
厚朴枳实破干结，
蜂蜜补中且润肠。
大便干结脘腹胀，
舌红苔黄服之宜。

古方歌

麻子仁丸小承气，杏芍麻仁治便秘，
胃热津亏解便难，润肠通便脾约济。

白芍

五仁丸

wǔ rén wán

《世医得效方》

方歌

质润多脂苦杏仁，
降气润肠通便真。
活血润肠用桃仁，
养心润肺柏子仁。
质润性降郁李仁，
滋润五脏松子仁。
理气行滞陈皮进，
津枯便秘难排尽，
年老产后效尤珍。

杏仁

桃仁

【组成】杏仁15g，桃仁15g，柏子仁5g，郁李仁5g，松子仁9g，陈皮15g。

【功用】润肠通便。

【主治】津枯便秘。大便干燥，艰涩难出。年老或产后血虚便秘。

古方歌

五仁柏子杏仁桃，松子陈皮郁李饶，
蜜炼为丸米饮下，润肠通便效力高。

济川煎
《景岳全书》

肉苁蓉

方歌

苁蓉善于补肾精，
暖腰润肠效亦真。
当归牛膝补肝肾，
枳实宽肠排便净。
泽泻化浊浊邪清，
升麻升清降浊灵。
肾虚便秘腰膝冷，
寓通于补此方珍。

【组成】肉苁蓉 9g，当归 15g，牛膝 6g，枳壳 3g，泽泻 5g，升麻 3g。

【功用】温肾益精，润肠通便。

【主治】肾虚便秘。大便秘结，小便清长，腰膝酸冷，舌淡苔白，脉沉迟。

当归

古方歌

济川归膝肉苁蓉，泽泻升麻枳壳从，
肾虚津亏肠中燥，寓通于补法堪宗。

增液承气汤

zēng yè chéng qì tāng

《温病条辨》

方歌

滋阴降火用玄参，
滋阴增液麦地迎。
大黄芒硝来相助，
泄热通便效倍增。
阳明热结阴亏证，
大便秘结腹胀甚。
口唇干燥缺阴津，
增水行舟此方神。

玄参

麦冬

第四节 攻补兼施剂（1种）

【组成】玄参30g，麦冬24g，细生地24g，大黄9g，芒硝5g。

【功用】滋阴增液，泄热通便。

【主治】阳明热结阴亏证。大便秘结，下之不通，脘腹胀满，口感唇燥，舌红苔黄，脉细数。

古方歌

增液承气用黄硝，玄参麦地五药挑，
热结阴亏大便秘，增水行舟此方宜。

第二章 和解剂（7种）

第一节 和解少阳剂（3种）

小柴胡汤
xiǎo chái hú tāng

《伤寒论》

柴胡

【组成】柴胡24g，黄芩9g，生姜9g，半夏9g，人参9g，大枣5枚，炙甘草9g。

【功用】和解少阳。

【主治】1. 伤寒少阳证。往来寒热，胸胁苦满，默默不欲饮食，心烦喜呕，口苦咽干，目眩，舌苔薄白，脉弦。
2. 妇人中风，热入血室。经水适断，寒热发作有时。
3. 疟疾、黄疸等病而见少阳证者。

方歌

寒热往来选柴胡，
清泄少阳黄芩和。
生姜半夏和胃气，
人参大枣正气扶。
调和诸药甘草和，
和解少阳寒热无。
胸胁苦满不思食，
口苦咽干服之舒。
热入血室经水断，
寒热如疟效尤殊。

古方歌

小柴胡汤和解供，半夏人参甘草从，
更用黄芩加姜枣，少阳百病此为宗。

黄芩

蒿芩清胆汤

hāo qín qīng dǎn tāng

《重订通俗伤寒论》

=== 方 歌 ===

青蒿清透少阳热，
黄芩泻火清胆热。
竹茹善清胆胃热，
枳壳消痞效尤良。
半夏燥湿降逆宜，
陈皮行气胸胁畅。
赤苓滑石清湿热，
青黛甘草祛痰热。
少阳湿热痰浊证，
寒热如疟重在热，
口苦膈闷此方宜。

青蒿

淡竹茹

【组成】青蒿脑 6g，青子芩 9g，淡竹茹 9g，生枳壳 5g，仙半夏 5g，陈广皮 5g，赤茯苓 9g，碧玉散（滑石 3g，青黛 3g，甘草 3g）。

【功用】清胆利湿，和胃化痰。

【主治】少阳湿热痰浊证。寒热如疟，寒轻热重，口苦膈闷，吐酸苦水，或呕黄涎而黏，甚则干呕呃逆，胸胁胀痛，小便黄少，舌红苔白腻间现杂色，脉数而右滑左弦。

=== 古 方 歌 ===

俞氏蒿芩清胆汤，陈皮半夏竹茹襄，
赤苓枳壳兼碧玉，湿热清宣此法良。

第三章 和解剂（7种）

达原饮
《温疫论》

槟榔

方歌

槟榔行气除伏邪，
厚朴草果辟秽气。
白芍知母滋阴津，
黄芩清热祛邪气。
甘草调和解毒邪，
开达膜原化浊气。
瘟疫邪伏膜原证，
憎寒壮热效可期。
肺炎期间已试用，
加减化裁效亦奇。

【组成】槟榔6g，厚朴3g，草果仁2g，芍药3g，知母3g，黄芩3g，甘草2g。

【功用】开达膜原，辟秽化浊。

【主治】瘟疫或疟疾，邪伏膜原证。憎寒壮热，或每日三次，或每日一次，发无定时，胸闷呕恶，头痛，烦躁，舌红，舌苔垢腻或如积粉，脉弦数。

古方歌

达原饮用槟朴芩，芍甘知母草果并，
邪伏膜原寒热作，开膜辟秽化浊行。

四逆散

sì nì sǎn

《伤寒论》

方歌

柴胡升阳解肝郁,
白芍养血肝气舒。
枳壳理气肝郁疏,
甘草调中诸药和。
肝脾不和胁不舒,
手足不温为阳郁。
腹痛泄利且下重,
脘腹疼痛效尤殊。

柴胡

枳实

【组成】柴胡10g,芍药10g,枳实10g,炙甘草10g。
【功用】透邪解郁,疏肝理脾。
【主治】1.阳郁厥逆证。手足不温,腹痛或泄利下重,脉弦。
2.肝脾不和证。胁肋胀痛,脘腹疼痛,脉弦。

古方歌

四逆散里用柴胡,芍药枳实甘草须,
此是阳郁成厥逆,疏肝理脾奏效奇。

第二节 调和肝脾剂(3种)

逍遥散
xiāo yáo sǎn

《太平惠民和剂局方》

方歌

柴胡疏肝气机舒,
归芍养血肝柔和。
益气健脾术苓草,
薄荷生姜肝郁疏。
肝郁血虚脾弱证,
两胁胀痛效尤殊。
头痛目眩脉弦虚,
疏肝解郁抑郁除。

柴胡

【组成】柴胡 10g,当归 10g,芍药 10g,白术 10g,茯苓 10g,炙甘草 6g,薄荷 6g,生姜 3 片。

【功用】疏肝解郁,养血健脾。

【主治】肝郁血虚脾弱证。两胁作痛,头痛目眩,口燥咽干,神疲食少,或往来寒热,月经不调,乳房胀痛,脉弦而虚。

古方歌

逍遥散用归芍柴,苓术甘草姜薄偕,
疏肝养血兼理脾,丹栀加入热能排。

当归

痛泻要方

《丹溪心法》

方歌

白术健脾去湿气，
白芍柔肝效可期。
陈皮理气又醒脾，
防风升散调肝气。
脾虚肝郁腹痛泻，
肠鸣泄泻功效奇。

白术

陈皮

【组成】炒白术10g，炒白芍6g，炒陈皮5g，防风3g。

【功用】补脾柔肝，祛湿止泻。

【主治】脾虚肝郁之痛泻。肠鸣腹痛，大便泄泻，泻必腹痛，泻后痛缓，舌苔薄白，脉两关不调，左弦而右缓者。

古方歌

痛泻要方用陈皮，术芍防风共成剂，
肠鸣泄泻又腹痛，治在抑肝与扶脾。

第三节 调和寒热剂（1种）

半夏泻心汤
《伤寒论》

半夏

干姜

方歌

半夏散结善消痞，
干姜温中散寒气。
连芩泄热也消痞，
参枣益气且补脾。
甘草补中又调剂，
寒热互结心下痞。
辛开苦降能消痞，
腹不胀满能除痞。

【组成】半夏10g，干姜9g，黄连3g，黄芩9g，人参9g，大枣4枚，炙甘草9g。
【功用】寒热平调，散结除痞。
【主治】寒热互结之痞证。心下痞，但满而不痛，或呕吐，肠鸣下利，舌苔腻而微黄。

古方歌

半夏泻心黄连芩，干姜甘草与人参，大枣和之治虚痞，法在降阳而和阴。

第四章 清热剂（16种）

第一节 清气分热剂（2种）

白虎汤
bái hǔ tāng

《伤寒论》

石膏

【组成】石膏50g，知母18g，炙甘草6g，粳米9g。
【功用】清热生津。
【主治】气分热盛证。壮热面赤，烦渴引饮，汗出恶热，脉洪大有力。

方歌

石膏大寒味甘辛，
气分热盛易散清。
知母苦寒质滋润，
清热除烦效尤灵。
调和诸药甘草行，
粳米和胃又生津。
高热汗出面色红，
烦渴引饮效若神。
气津两虚加人参，
益气生津效尤珍。

古方歌

白虎汤用石膏偎，知母甘草粳米陪，
亦有加入人参者，躁烦热渴舌生苔。

竹叶石膏汤
zhú yè shí gāo tāng

《伤寒论》

方歌

石膏大寒味甘辛,
清热除烦止渴真。
人参益气又生津,
麦冬养阴宁心神。
半夏降逆止呕珍,
竹叶清热且清心。
甘草粳米调气阴,
余热未清伤气津。
身热多汗心烦闷,
气逆欲呕效可信。

人参

【组成】石膏50g,人参6g,麦冬20g,半夏9g,竹叶6g,炙甘草6g,粳米10g。

【功用】清热生津,益气和胃。

【主治】伤寒、温病、暑病余热未清,气津两伤证。身热多汗,心胸烦闷,气逆欲呕,口干喜饮,虚羸少气,或虚烦不寐,舌红苔少,脉虚数。

古方歌

竹叶石膏汤人参,麦冬半夏甘草临,
再加粳米同煎服,暑烦热渴脉虚寻。

麦冬

第二节 清营凉血剂（2种）

清营汤
qīng yíng tāng

《温病条辨》

水牛角

【组成】犀角（水牛角代）30g，生地黄15g，麦冬9g，玄参9g，金银花9g，连翘6g，竹叶心3g，黄连5g，丹参6g。

【功用】清营解毒，透热养阴。

【主治】热入营分证。身热夜甚，神烦少寐，时有谵语，目常喜开或喜闭，口渴或不渴，斑疹隐隐，舌绛而干，脉细数。

方歌

清热解毒水牛角，
清热凉血生地黄。
养阴生津用麦冬，
滋阴降火玄参扛。
银花连翘热毒抗，
凉血散瘀丹参忙。
竹叶黄连除心烦，
热入营分夜无宁。
神烦少寐谵语狂，
斑疹隐隐此方匡。

古方歌

清营汤治热传营，脉数舌绛辨分明，
犀地银翘玄连竹，丹麦清热更护阴。

生地黄

犀角地黄汤
xī jiǎo dì huáng tāng

《外台秘要》

方歌

凉血解毒水牛角，
清热养阴生地黄。
丹芍凉血散瘀血，
热入血分谵语狂。
斑色紫黑舌深绛，
吐衄便血此方匡。

水牛角

牡丹皮

【组成】犀角（水牛角代）30g，生地黄24g，牡丹皮9g，芍药12g。

【功用】清热解毒，凉血散瘀。

【主治】热入血分证。身热谵语，斑色紫黑，或吐血、衄血、便血、尿血，舌深绛起刺，或喜忘如狂，或漱水不欲咽，或大便色黑易解，脉数。

古方歌

犀角地黄芍药丹，血升胃热火邪干，
斑黄阳毒皆堪治，或益柴芩总伐肝。

第三节 清热解毒剂（1种）

黄连解毒汤
huáng lián jiě dú tāng

《外台秘要》

方歌

黄连泻火解毒强，
黄芩黄柏泻火良。
栀子清泻三焦火，
泻火解毒有专长。
三焦火毒热盛证，
大热烦躁且不眠，
热病吐衄此方宜。

黄连

【组成】黄连9g，黄芩6g，黄柏6g，栀子9g。

【功用】泻火解毒。

【主治】三焦火毒热盛证。大热烦躁，口燥咽干，错语不眠；或热病吐血、衄血；或热甚发斑，或身热下痢，或湿热黄疸；或外科痈疡疔毒，小便黄赤，舌红苔黄，脉数有力。

古方歌

黄连解毒汤四味，黄柏黄芩栀子备，
躁狂大热呕不眠，吐衄斑黄皆可为。

黄柏

第四节 清脏腑热剂（11种）

导赤散
《小儿药证直诀》

方歌

生地甘凉入心肾，
滋阴凉血效力增。
木通苦寒清心火，
心火得清心神宁。
清热解毒甘草迎，
调和诸药作药引。
竹叶清心又淡渗，
心胸烦热欲冷饮。
心经火热应下引，
尿赤涩痛无踪影。

生地黄

木通

【组成】生地黄6g，木通6g，生甘草梢6g，竹叶3g。
【功用】清心利水养阴。
【主治】心经火热证。心胸烦热，口渴面赤，意欲冷饮，以及口舌生疮；或心热移于小肠，小便赤涩刺痛，舌红，脉数。

古方歌

导赤生地与木通，草梢竹叶四般攻，
口糜淋痛小肠火，引热同归小便中。

龙胆泻肝汤
lóng dǎn xiè gān tāng

《医方集解》

龙胆草

【方歌】

肝胆实火与湿热，
龙胆黄芩能直折。
栀子木通泻火毒，
泽泻车前排尿热。
当归生地养血可，
柴胡疏肝克郁结。
甘草和中又清热，
肝胆实火不易测。
头痛目赤胁痛赫，
耳聋耳肿口苦渴。
肝经湿热常下客，
阴肿阴痒服之策。

【组成】龙胆草（酒炒）6g，黄芩 9g，栀子 9g，木通 6g，泽泻 12g，车前子 10g，当归 6g，生地黄 12g，柴胡 6g，生甘草 6g。

【功用】清泻肝胆实火，清利肝经湿热。

【主治】1.肝胆实火上炎证。头痛目赤，胁痛，口苦，耳聋，耳肿，舌红苔黄，脉弦数有力。

2.肝经湿热下注证。阴肿，阴痒，阴汗，筋痿，小便淋浊，或妇女带下黄臭，舌红苔黄腻，脉弦数有力。

【古方歌】

龙胆泻肝栀芩柴，生地车前泽泻偕，
木通甘草当归合，肝经湿热力能排。

栀子

左金丸
zuǒ jīn wán

《丹溪心法》

方歌

黄连大苦又大寒,
吴萸辛热佐之安。
胁肋疼痛且口苦,
胃中嘈杂又吞酸。
肝火犯胃呕吐存,
螺旋杆菌常扰乱。
再加白芍称戊己,
胃腹疼痛泄泻安。

黄连

吴茱萸

【组成】黄连18g,吴茱萸3g。

【功用】清泻肝火,降逆止呕。

【主治】肝火犯胃证。胁肋疼痛,嘈杂吞酸,呕吐口苦,舌红苔黄,脉弦数。

古方歌

左金茱连六一丸,肝经火郁吐吞酸,
再加芍药名戊己,热泻热痢服之安。

第四章 清热剂(16种)

泻白散
xiè bái sǎn
《小儿药证直诀》

方歌

清泻肺热桑白皮，
肺中伏火地骨皮。
炙草粳米养胃阴，
肺热咳喘肺气疲。
皮肤蒸热应清肺，
肺合皮毛不偏颇。

桑白皮

【组成】桑白皮30g，地骨皮30g，炙甘草3g，粳米一小撮。
【功用】清泻肺热，止咳平喘。
【主治】肺热喘咳证。气喘咳嗽，皮肤蒸热，日晡尤甚，舌红苔黄，脉细数。

古方歌

泻白桑皮地骨皮，甘草粳米四般宜，
参茯知芩皆可入，肺热喘咳此方施。

枸杞花（地骨皮是枸杞的根皮）

【附方】葶苈大枣泻肺汤

《金匮要略》

=== 方歌 ===

葶苈泻肺且平喘，
行水消肿功效专。
痰涎壅肺难平卧，
胸满咳喘随之消。
药性峻猛肺气娇，
缓和药性大枣添。
泻肺行水又平喘，
胸水腹水渐渐消。

【组成】葶苈子9g，大枣4枚。

【功用】泻肺行水，下气平喘。

【主治】痰水壅实之咳喘胸满。

葶苈子

清胃散

qīng wèi sǎn

《脾胃论》

黄连

方歌

黄连直折胃腑热，
升麻透发伏火澈。
丹皮凉血清热好，
生地滋阴凉血强。
当归养血又和血，
胃火牙痛面颊热。
牙龈红肿或出血，
清胃凉血牙痛歇。

【组成】黄连9g，升麻6g，牡丹皮6g，生地黄6g，当归身6g。

【功用】清胃凉血。

【主治】胃火牙痛。牙痛牵引头痛，面颊发热，其齿喜冷恶热，或牙宣出血，或牙龈红肿溃烂，或唇舌腮颊肿痛，口气热臭，口干舌燥，舌红苔黄，脉滑数。

古方歌

清胃散用升麻连，当归生地牡丹全，
或益石膏清胃热，口疮吐衄与牙宣。

升麻

玉女煎

《景岳全书》

方歌

石膏大寒味辛甘,
胃热烦渴效不逊。
熟地善于滋肾水,
知母清热治烦渴。
麦冬养阴津不干,
牛膝滋肾又补肝。
善清胃热滋肾阴,
头痛牙痛随之安。

熟地黄

知母

【组成】石膏 15g,熟地黄 20g,知母 5g,麦冬 6g,牛膝 5g。

【功用】清胃热,滋肾阴。

【主治】胃热阴虚证。头痛,牙痛,齿松牙衄,烦热干渴,舌红苔黄而干。亦治消渴,消谷善饥。

古方歌

玉女煎中地膝兼,石膏知母麦冬全,
阴虚胃火牙痛效,去膝地生温热痊。

白头翁汤
bái tóu wēng tāng
《伤寒论》

方歌

清热解毒白头翁,
黄连止痢有专功。
下焦湿热黄柏攻,
秦皮止痢又止疼。
热毒痢疾腹疼痛,
下痢脓血臭气浓。
里急后重难自容,
肛门灼热易见功。

白头翁

【组成】白头翁 15g,黄连 9g,黄柏 9g,秦皮 9g。
【功用】清热解毒,凉血止痢。
【主治】热毒痢疾。下痢脓血,赤多白少,腹痛,里急后重,肛门灼热,渴欲饮水,舌红苔黄,脉弦数。

古方歌

白头翁汤治热痢,黄连黄柏佐秦皮,
清热解毒并凉血,赤多白少脓血医。

秦皮

青蒿鳖甲汤

qīng hāo biē jiǎ tāng

《温病条辨》

方歌

青蒿鳖甲好搭档，
养阴透热能担当。
生地滋阴又凉血，
知母滋阴虚火降。
丹皮凉血伏火荡，
温病后期余热藏。
夜热早凉且无汗，
阴虚内热效颇佳。

青蒿

【组成】 青蒿6g，鳖甲15g，细生地12g，知母6g，牡丹皮9g。

【功用】 养阴透热。

【主治】 温病后期，邪伏阴分证。夜热早凉，热退无汗，舌红苔少，脉细数。

鳖甲

古方歌

青蒿鳖甲知地丹，热自阴来仔细看，
夜热早凉无汗出，养阴透热服之安。

清骨散
qīng gǔ sǎn

《证治准绳》

方歌

善清虚热银柴胡,
知母胡连虚热除。
骨皮秦艽除骨蒸,
青蒿鳖甲虚热无。
调和诸药甘草和,
肝肾阴虚虚火伏。
骨蒸劳热形体枯,
唇红颧赤盗汗多,
口渴心烦服之舒。

银柴胡

【组成】银柴胡5g,知母3g,胡黄连3g,地骨皮3g,秦艽3g,青蒿3g,鳖甲3g,甘草2g。

【功用】清虚热,退骨蒸。

【主治】肝肾阴虚,虚火内扰证。骨蒸劳热,低热日久不退,形体消瘦,唇红颧赤,困倦盗汗,或口渴心烦,舌红少苔,脉细数。

古方歌

清骨散用银柴胡,胡连秦艽鳖甲辅,
地骨青蒿知母草,骨蒸劳热保无虞。

胡黄连

当归六黄汤

dāng guī liù huáng tāng

《兰室秘藏》

方歌

当归地黄滋阴血,
芩连黄柏火泻绝。
滋阴泻火效突出,
黄芪益气为首选。
固表止汗为一绝,
阴虚火旺盗汗出。
发热面红心烦渴,
苔黄脉数效卓越。

当归

黄柏

【组成】当归6g，生地黄6g，熟地黄6g，黄芩6g，黄连6g，黄柏6g，黄芪12g。

【功用】滋阴泻火，固表止汗。

【主治】阴虚火旺所致的盗汗。发热盗汗，面赤心烦，口干唇燥，大便干结，小便黄赤，舌红苔黄，脉数。

古方歌

当归六黄二地黄，芩连芪柏共煎尝，
滋阴泻火兼固表，阴虚火旺盗汗良。

第五章 祛暑剂（4种）

第一节 祛暑解表剂（2种）

香薷散 xiāng rú sǎn

《太平惠民和剂局方》

香薷

【方歌】

香薷祛暑且解表，
厚朴行气燥湿强。
扁豆健脾且和中，
加点黄酒温经良。
阴暑恶寒又发热，
头疼身重服之宜。

【组成】 香薷10g，厚朴5g，白扁豆5g，黄酒适量。少量同煎。

【功用】 祛暑解表，化湿和中。

【主治】 阴暑。恶寒发热，头痛身重，无汗，腹痛吐泻，胸脘痞闷，舌苔白腻，脉浮。

【古方歌】

三物香薷豆朴先，散寒化湿功效兼，
若易银翘豆易花，新加香薷祛暑煎。

白扁豆

【附方】新加香薷饮

《温病条辨》

方歌

香薷芳香善解暑,
厚朴行气痞满除。
鲜扁豆花消暑湿,
银翘清热又解暑。
暑温夹湿外寒证,
头痛发热服之舒。

香薷

厚朴

【组成】香薷6g,厚朴6g,鲜扁豆花9g,金银花9g,连翘6g。

【功用】祛暑解表,化湿和中。

【主治】暑温夹湿,复感外寒证。症见头痛发热,恶寒无汗,口渴面赤,胸闷不舒,舌苔白腻,脉浮而数。

古方歌

三物香薷豆朴先,散寒化湿功效兼,
若易银翘豆易花,新加香薷祛暑煎。

第二节 祛暑利湿剂（1种）

六一散 (liù yī sǎn)

《黄帝素问宣明论方》

滑石

方歌

滑石清暑利湿快，
暑热水湿从尿排。
甘草清热且和中，
身热烦渴此方魁。
再加青黛为碧玉，
肝胆郁热清之退。

【组成】滑石18g，甘草3g。
【功用】清暑利湿。
【主治】暑湿证。身热烦渴，小便不利，或泄泻。

古方歌

六一散用滑石草，解肌行水兼清燥，
益元碧玉与鸡苏，砂黛薄荷加之好。

甘草

清暑益气汤
qīng shǔ yì qì tāng
《温热经纬》

方歌

西瓜翠衣清暑真,
益气生津西洋参。
荷梗消暑又宽胸,
石斛麦冬养阴津。
黄连竹叶善清心,
知母泻火又滋阴。
甘草粳米和胃阴,
暑热最易伤气津。
身热汗多又烦心,
体倦少气效尤珍。

铁皮石斛

铁皮石斛

【组成】西瓜翠衣30g,西洋参5g,荷梗15g,石斛15g,麦冬9g,黄连3g,竹叶6g,知母6g,甘草3g,粳米15g。

【功用】消暑益气,养阴生津。

【主治】暑热气津两伤证。身热汗多,口渴心烦,小便短赤,体倦少气,精神不振,脉虚数。

古方歌

王氏清暑益气汤,西瓜翠衣荷梗襄,
知麦石斛西洋参,黄连竹叶草粳方。

第三节 祛暑益气剂（1种）

第六章 温里剂（9种）

第一节 温中祛寒剂（5种）

理中丸
lǐ zhōng wán

《伤寒论》

方歌

干姜温阳祛寒强，
温暖脾胃效当先。
人参益气又健脾，
白术健脾燥湿宜。
调和诸药甘草良，
脾胃虚寒更灵验。
脘腹冷痛时时现，
喜温喜按很常见。
脾胃虚寒加附子，
附子理中更灵验。

【组成】干姜9g，人参9g，白术9g，炙甘草9g。

【功用】温中祛寒，补气健脾。

【主治】1. 脾胃虚寒证。脘腹疼痛，喜温喜按，呕吐便溏，脘痞食少，畏寒肢冷，口淡不渴，舌淡苔白润，脉沉细或沉迟无力。

2. 阳虚失血证。便血、吐血、衄血或崩漏等，血色暗淡，质清稀，面色㿠白，气短神疲，脉沉细或虚大无力。

3. 中阳不足，阴寒上乘之胸痹；脾气虚寒，津不能摄之病后多涎唾；中阳虚损，土不荣木之小儿慢惊；饮食不节，损伤脾胃阳气，清浊相干，升降失常之霍乱等。

人参

古方歌

理中干姜参术甘，温中健脾治虚寒；
中阳不足痛呕利，丸汤两用腹中暖。

【附方】附子理中丸

fù zǐ lǐ zhōng wán

《太平惠民和剂局方》

【组成】附子9g，干姜9g，人参9g，白术9g，炙甘草9g。

【功用】温阳祛寒，补气健脾。

【主治】脾胃虚寒较甚，或脾肾阳虚证。症见脘腹疼痛，下利清谷，恶心呕吐，畏寒肢冷，或霍乱吐痢转筋等。

干姜

小建中汤
xiǎo jiàn zhōng tāng

《伤寒论》

白芍

方歌

饴糖补虚又温中,
缓急止痛渐从容。
桂枝散寒温脾阳,
白芍柔肝治腹痛。
甘草姜枣巧调营,
温中补虚有殊功。
脘腹拘急且疼痛,
喜温喜按渐轻松。
虚烦不宁变从容,
中焦虚寒渐无踪,
面色改善露笑容。

【组成】胶饴30g,桂枝9g,芍药18g,甘草6g,生姜9g,大枣6枚。

【功用】温中补虚,和里缓急。

【主治】中焦虚寒,肝脾失调,阴阳不和证。脘腹拘急疼痛,时发时止,喜温喜按,或心中悸动,虚烦不宁,面色无华;兼见手足烦热,咽干口燥。舌淡苔白,脉细弦。

古方歌

小建中汤芍药多,桂枝甘草姜枣和,
更加饴糖补中脏,虚劳腹痛服之瘥。

大枣

吴茱萸汤

wú zhū yú tāng

《伤寒论》

方歌

吴萸温中散寒气，
生姜温中调胃气。
人参最能补元气，
大枣健脾又调剂。
温中补虚降逆气，
吞酸嘈杂效神奇。
肝寒上逆吐涎沫，
巅顶疼痛效可期。

吴茱萸

生姜

【组成】吴茱萸 9g，生姜 18g，人参 9g，大枣 4 枚。

【功用】温中补虚，降逆止呕。

【主治】1.胃寒呕吐证。食谷欲呕，或兼胃脘疼痛，吞酸嘈杂，舌淡，脉沉弦而迟。

2.肝寒上逆证。干呕吐涎沫，头痛，巅顶痛甚，舌淡，脉沉弦。

3.肾寒上逆证。呕吐下利，手足厥冷，烦躁欲死，舌淡，脉沉细。

古方歌

吴茱萸汤人参枣，重用生姜温胃好，
阳明寒呕少阴利，厥阴头痛皆能保。

大建中汤
dà jiàn zhōng tāng
《金匮要略》

人参

【组成】 蜀椒 6g, 干姜 12g, 人参 6g, 饴糖 30g。

【功用】 温中补虚, 缓急止痛。

【主治】 中阳虚衰, 阴寒内盛之脘腹疼痛。心胸寒痛, 呕不能食, 腹中寒痛而不可触近。舌苔白滑, 脉细沉紧, 甚则肢厥脉伏。

方歌

大建中汤建中阳,
花椒辛热温脾阳。
干姜温中散寒良,
缓急止痛饴糖襄。
人参补气助中阳,
中阳虚衰阴寒强。
阴寒内盛脘腹痛,
不可触近很自然。
温中补虚缓急痛,
大建中阳病无恙。

古方歌

大建中汤建中阳, 蜀椒干姜参饴糖,
阴盛阳虚腹冷痛, 温补中焦止痛强。

人参

四逆汤

sì nì tāng

《伤寒论》

方歌

心肾阳衰寒厥证,
四肢厥逆恶寒临。
神衰欲寐脉微细,
回阳救逆附子灵。
干姜甘草助附子,
温阳逐寒功立成。
炙甘草来调药性,
药精力宏为特征,
起死回生能救命。

附子

干姜

【组成】附子15g,干姜6g,炙甘草6g。

【功用】回阳救逆。

【主治】少阴病,心肾阳衰寒厥证。四肢厥逆,恶寒蜷卧,神衰欲寐,面色苍白,腹痛下利,呕吐不渴,舌苔白滑,脉微细,以及太阳病误汗亡阳者。

古方歌

四逆汤中附草姜,阳衰寒厥急煎尝,
腹痛吐泻脉沉细,急投此方可回阳。

第二节 回阳救逆剂(1种)

第三节 温经散寒剂（3种）

当归四逆汤
dāng guī sì nì tāng

《伤寒论》

当归

方歌

当归养血又和血，
桂枝细辛温经血。
白芍养血又和营，
通草通利不可缺。
甘草大枣补气血，
血虚寒厥脉欲绝，
手足厥寒效卓越。

【组成】当归12g，桂枝9g，细辛3g，芍药9g，通草6g，炙甘草6g，大枣8枚。

【功用】温经散寒，养血通脉。

【主治】血虚寒厥证。手足厥寒，或腰、股、腿、足、肩臂疼痛，口不渴，舌淡苔白，脉沉细或细而欲绝。

古方歌

当归四逆芍桂枝，细辛甘枣通草施，
血虚寒厥四末冷，温经通脉最相宜。

通草

黄芪桂枝五物汤

huáng qí guì zhī wǔ wù tāng

《金匮要略》

方歌

黄芪固表益卫气，
桂枝温经散寒气。
芍药养血又和营，
温养肌肤养血气。
生姜辛温散寒气，
大枣和营养血气。
益气温经通血痹，
肌肤麻木不再起。

黄芪

【组成】黄芪9g，桂枝9g，白芍9g，生姜18g，大枣4枚。

【功用】益气温经，和血通痹。

【主治】血痹。肌肤麻木不仁，微恶风寒，舌淡，脉微涩而紧。

白芍

古方歌

黄芪桂枝五物汤，芍药大枣与生姜，
益气温经和营卫，血痹风痹功效良。

暖肝煎

nuǎn gān jiān

《景岳全书》

方歌

肉桂巧配小茴香,
温肾暖肝功效强。
当归枸杞补肝肾,
温补肝肾培先天。
乌药沉香暖肝良,
行气止痛治其标。
茯苓生姜扶后天,
寒滞肝脉睾丸凉。
少腹冷痛寒疝现,
温补肝肾此方宜。

肉桂

【组成】肉桂6g,小茴香6g,当归9g,枸杞子9g,乌药6g,沉香3g,茯苓6g,生姜3~5片。

【功用】温补肝肾,行气止痛。

【主治】肝肾不足,寒滞肝脉证。睾丸冷痛,或小腹冷痛,疝气痛,畏寒喜暖,舌淡苔白,脉沉迟。

古方歌

暖肝煎中杞茯归,茴沉乌药姜肉桂,
下焦虚寒疝气痛,温补肝肾此方推。

小茴香

第七章 表里双解剂（3种）

第一节 解表清里剂（1种）

葛根黄芩黄连汤
gě gēn huáng qín huáng lián tāng

《伤寒论》

葛根

【组成】 葛根15g，黄芩9g，黄连9g，甘草6g。

【功用】 解表清里。

【主治】 表证未解，热邪入里证。身热，下利臭秽，胸脘烦热，口干作渴，或喘而汗出，舌红苔黄，脉数或促。

方歌

葛根辛凉且升散，
解肌升阳首选药。
芩连苦寒善清热，
厚肠止痢有特效。
甘草缓急调诸药，
表证未解里热高。
身热下利且臭秽，
解表清里为妙方。

黄芩

古方歌

葛根黄芩黄连汤，甘草四般治二阳，
解表清里兼和胃，喘汗下利保安康。

dà chái hú tāng
大柴胡汤

《金匮要略》

方歌

和解少阳用柴胡,
清泄少阳黄芩和。
大黄枳实泻结热,
行气散结苦满除。
白芍养血肝气舒,
半夏姜枣胃气和。
和解少阳泻热结,
往来寒热苦满除。
心下痞硬便秘去,
少阳阳明能兼顾。

柴胡

【组成】柴胡12g,黄芩9g,大黄6g,枳实9g,芍药9g,半夏9g,生姜15g,大枣4枚。

【功用】和解少阳,内泻热结。

【主治】少阳阳明合病。往来寒热,胸胁苦满,呕不止,郁郁微烦,心下痞硬,或心下急痛,大便不解,或协热下利,舌苔黄,脉弦数有力。

枳实

古方歌

大柴胡汤用大黄,枳实芩夏白芍将,
煎加姜枣表兼里,妙法内攻并外攘。

第二节 解表攻里剂（2种）

升降散
shēng jiàng sǎn

杨栗山《伤寒瘟疫条辨》

大黄

方歌

僵蚕祛风又息风，
肝风夹痰易动风。
蝉蜕宣透散风热，
利咽开咽治咽疼。
姜黄行气又止痛，
活血行气气机通。
大黄泄热且通便，
胸膈满闷渐轻松。
黄酒蜂蜜为药引，
瘟疫诸症可见功。

【组成】僵蚕 12g，蝉蜕 10g，姜黄 6g，大黄 8g，黄酒 20mL，蜂蜜 20g。

【功用】解表清里，升清散火，泄热通便，调节气机。

【主治】瘟疫病。郁火阻滞气机，升降失常，表里三焦热盛，头痛眩晕，面色红肿，咽喉肿痛，胸膈满闷，上吐下泻，也可用于恶寒壮热，浑身疼痛等诸多症状。

蝉蜕

第八章 补益剂（24种）

第一节 补气剂（8种）

四君子汤
sì jūn zǐ tāng

《太平惠民和剂局方》

人参

方歌

人参甘温补元气，
白术健脾祛湿气。
茯苓健脾且渗湿，
甘草补脾和中气。
中和之气君子气，
甘温和缓补脾剂。
脾胃气虚面萎黄，
语声低微常短气。
食少便溏舌质淡，
双脉虚缓效可期。

【组成】人参9g，茯苓9g，白术9g，甘草6g。
【功用】益气健脾。
【主治】脾胃气虚证。面色萎黄，语声低微，气短乏力，食少便溏，舌淡苔白，脉虚缓。

茯苓

【附方】异功散 (yì gōng sǎn)

《小儿药证直诀》

方歌

人参甘温补元气，
白术健脾祛湿气。
茯苓健脾且渗湿，
陈皮甘草益中气。
生姜止呕和胃气，
大枣补脾且益气。
脾胃气虚气滞证，
胃纳脘闷效神奇。

人参

白术

【组成】人参6g，茯苓6g，白术6g，陈皮6g，甘草6g，生姜5片，大枣2枚。

【功用】益气健脾，行气化滞。

【主治】脾胃气虚兼气滞证。胃脘闷滞，不思饮食，大便溏薄，或呕吐、泄泻等。

【附方】六君子汤 (liù jūn zǐ tāng)

《医学正传》

人参

方歌

参苓术草性中庸，
补脾益气效从容。
脾胃气虚消化弱，
纳差便溏此方宗。
脘腹胀满渐轻松，
陈姜枣来名异功。
再加半夏为六君，
补脾祛痰效变宏。
后天之本为脾胃，
六君子汤真英雄。

【组成】人参3g，茯苓3g，白术5g，甘草3g，陈皮3g，半夏5g，生姜3片，大枣2枚。

【功用】益气健脾，燥湿化痰。

【主治】脾胃气虚兼痰湿证。食少便溏，胸脘痞闷，呕逆等。

古方歌

四君子汤中和义，参术茯苓甘草比，
益以夏陈名六君，祛痰补益气虚饵，
除却半夏名异功，或加香砂气滞使。

半夏

参苓白术散

shēn líng bái zhú sǎn

《太平惠民和剂局方》

方歌

人参白术和茯苓，
健脾益气渗湿灵。
山药莲子白扁豆，
薏苡健脾泄泻停。
砂仁醒脾桔梗升，
甘草和中调药性。
脾虚湿盛脘痞证，
肠鸣腹泻效尤灵。

山药

莲子

【组成】人参15g，白术15g，白茯苓15g，山药15g，莲子肉9g，白扁豆12g，薏苡仁9g，缩砂仁6g，桔梗6g，甘草10g。

【功用】益气健脾，渗湿止泻。

【主治】脾虚湿盛证。气短乏力，饮食不化，胸脘痞闷，肠鸣泄泻，面色萎黄，形体消瘦，四肢乏力，舌质淡苔白腻，脉虚缓。亦可用治肺脾气虚，湿痰咳嗽。

古方歌

参苓白术扁豆陈，山药甘莲砂薏仁，
桔梗上浮兼保肺，枣汤调服益脾神。

第八章 补益剂（24种）

补中益气汤

bǔ zhōng yì qì tāng

《内外伤辨惑论》

方歌

黄芪善于补中气,
益气固表补卫气。
参草补脾且益气,
营血亏虚当归济。
白术陈皮和胃气,
升柴举陷扶正气。
脾胃气虚下陷证,
食少身倦无力气。
脱肛子宫脱垂证,
久泻崩漏效可期。
更有气虚发热证,
甘温除热效神奇。

【组成】黄芪18g,人参6g,炙甘草9g,当归身3g,白术9g,陈皮6g,升麻6g,柴胡6g。

【功用】补中益气,升阳举陷。

【主治】1.脾胃气虚证。饮食减少,体倦肢软,少气懒言,面色萎黄,大便稀薄,脉虚软。
2.气虚下陷证。脱肛,子宫脱垂,久泻久痢,崩漏,伴气短乏力,舌淡,脉虚。
3.气虚发热证。身热自汗,渴喜热饮,气短乏力,舌淡,脉虚大无力。

古方歌

补中益气芪术陈,升柴参草当归身,
虚劳内伤功独擅,亦治阳虚外感因。

黄芪

玉屏风散

yù píng fēng sǎn

《究原方》，录自《医方类聚》

方歌

玉屏风散用黄芪，
益气固表实卫气。
白术益气又健脾，
辅助黄芪扶正气。
防风走表防风邪，
表虚自汗功效奇。
汗出恶风腠理虚，
扶正固本祛邪气。

黄芪

防风

【组成】黄芪30g，白术30g，防风15g。

【功用】益气固表止汗。

【主治】表虚自汗。汗出恶风，面色㿠白，舌淡苔薄白，脉浮虚。亦治虚人腠理不固，易于感冒。

古方歌

玉屏风散用防风，黄芪相畏效相成，
白术益气更实卫，表虚自汗服之应。

生脉散
shēng mài sǎn

《医学启源》

方歌

大补元气用人参，
养阴生津麦冬寻。
参麦止渴又生津，
敛阴止汗五味增。
神疲汗多伤气阴，
提振人体精气神，
虚数脉象能减轻。

五味子

人参

古方歌

生脉麦冬五味参，保肺清心治暑淫，
气少汗多兼口渴，病危脉绝急煎斟。

【组成】人参9g，麦冬9g，五味子6g。

【功用】益气生津，敛阴止汗。

【主治】1.温热、暑热、耗气伤阴证。汗多神疲，体倦乏力，气短懒言，咽干口渴，舌干红少苔，脉虚数。
2.久咳伤肺，气阴两虚证。干咳少痰，短气自汗，口干舌燥，脉虚数。

人参蛤蚧散

rén shēn gé jiè sǎn

《博济方》

方歌

参蛤大补肺脾肾,
补虚定喘效真神。
杏仁降气且平喘,
苓草健脾痰自尽。
清肺润燥知贝母,
桑皮泻肺湿下渗。
补肺益肾定喘嗽,
痰热咳喘此方珍。

蛤蚧

桑白皮

【组成】 人参6g, 蛤蚧30g, 大杏仁18g, 茯苓6g, 炙甘草15g, 知母6g, 贝母6g, 桑白皮6g。

【功用】 补肺益肾, 止咳定喘。

【主治】 肺肾气虚, 痰热咳喘证。咳嗽气喘, 痰稠色黄, 胸中烦热, 身体羸瘦, 或遍身浮肿, 脉浮虚。

古方歌

人参蛤蚧作散服, 杏苓桑皮草二母,
肺肾气虚蕴痰热, 咳喘痰血一并除。

第二节 补血剂（4种）

四物汤
sì wù tāng

《仙授理伤续断秘方》

方歌

熟地滋阴补血强，
当归补血和血良。
白芍养血且敛阴，
川芎活血气血畅。
营血虚滞头晕眩，
面色无华且失眠。
补血和血调月经，
血家百病此方良。

川芎

【组成】熟地黄15g，白芍9g，当归9g，川芎6g。
【功用】补血和血。
【主治】营血虚滞证。头晕目眩，心悸失眠，面色无华，月经不调，量少或经闭不行，腹作痛，舌淡，脉细弦或细涩。

古方歌

四物地芍与归芎，血家百病此方通，
补血调血理冲任，加减运用在其中。

【附方】十全大补汤

《太平惠民和剂局方》

方歌

参术苓草四君汤，
地芍归芎四物汤。
四君益气并健脾，
四物补血调营佳。
益气补血八珍汤，
调理脾胃姜枣加。
气血两虚面萎黄，
头晕目眩且心慌。
再加黄芪与肉桂，
十全大补效更佳。

肉桂

【组成】人参6g，白茯苓9g，白术9g，炙甘草3g，熟地黄12g，白芍药9g，当归9g，川芎6g，生姜3片，大枣2枚，黄芪12g，肉桂3g。

【功用】益气补血。

【主治】气血两虚证。面色萎黄无华，头晕目眩，四肢倦怠，气短懒言，心悸怔忡，舌淡苔薄白，脉细弱或虚大无力。

当归补血汤

dāng guī bǔ xuè tāng

《内外伤辨惑论》

黄芪

方歌

大补元气用黄芪，
养血和营当归济。
气血互生为常理，
阳生阴长要牢记。
黄芪当归五比一，
气旺血生真神奇。
血虚发热面色红，
烦渴欲饮效可期。
若与白虎做比较，
一虚一实就明晰。

【组成】黄芪30g，当归6g。

【功用】补气生血。

【主治】血虚发热证。肌热面红，烦渴欲饮，脉洪大而虚，重按无力。亦治妇人经期、产后血虚发热头痛，或疮疡溃后，久不愈合者。

古方歌

当归补血东垣笺，黄芪一两归二钱，
血虚发热口烦渴，脉大而虚此方煎。

当归

归脾汤

guī pí tāng

《重订严氏济生方》

方歌

参芪术草补脾气，
龙眼补脾养心气。
当归枣仁养心血，
远志宁神益智奇。
茯苓木香健脾气，
姜枣调中扶正气。
心脾气血两虚证，
面色萎黄常心悸。
失眠多梦无力气，
脾不统血出血证。
月经过多脉微细，
妇女崩漏效可期。

人参

【组成】人参9g，黄芪18g，白术18g，甘草6g，龙眼肉18g，当归3g，酸枣仁18g，远志3g，白茯苓18g，木香9g，生姜5片，大枣1枚。

【功用】益气补血，健脾养心。

【主治】1.心脾气血两虚证。心悸怔忡，健忘失眠，盗汗虚热，食少体倦，面色萎黄，舌淡，苔薄白，脉细弱。
2.脾不统血证。便血，皮下紫癜，妇女崩漏，月经超前，量多色淡，或淋漓不止，舌淡，脉细弱。

远志

古方歌

归脾汤用术参芪，归草茯神远志随，
酸枣木香龙眼肉，煎加姜枣益心脾。

第三节 气血双补剂（2种）

八珍汤 (bā zhēn tāng)

《瑞竹堂经验方》

方歌

参术苓草四君汤，
地芍归芎四物汤。
四君益气并健脾，
四物补血调营佳。
益气补血八珍汤，
调理脾胃姜枣加。
气血两虚面萎黄，
头晕目眩且心慌，
气血充盈保健康。

【组成】人参10g，白术10g，白茯苓10g，炙甘草5g，熟地黄10g，白芍10g，当归10g，川芎10g，生姜3片，大枣5枚。

【功用】益气补血。

【主治】气血两虚证。面色萎黄无华，头晕目眩，四肢倦怠，气短懒言，心悸怔忡，舌淡苔薄白，脉细弱或虚大无力。

古方歌

气血双补八珍汤，四君四物合成方，
煎加姜枣调营卫，气血亏虚服之康。

白芍

炙甘草汤（又名复脉汤）

《伤寒论》

方歌

生地养血而滋阴，
炙草益气且养心。
麦冬阿胶养心阴，
麻仁润燥助滋阴。
人参红枣心悸宁，
桂姜清酒阳气振。
阴血不足阳气虚，
心动悸与脉结代，
虚劳肺痿疗效珍。

生地黄

【组成】 生地黄50g，炙甘草12g，麦冬10g，阿胶6g，麻仁10g，人参6g，大枣10枚，桂枝9g，生姜9g。

【功用】 滋阴养血，益气温阳，复脉定悸。

【主治】 1.阴血不足，阳气虚弱证。脉结代，心动悸，虚羸少气，舌光少苔，或质干而瘦小者。

2.虚劳肺痿。咳嗽无痰，涎唾多，形瘦短气，虚烦不眠，自汗盗汗，咽干舌燥，大便干结，脉虚数。

甘草

古方歌

炙甘草汤参姜桂，麦冬生地与麻仁，
大枣阿胶加酒服，虚劳肺痿效如神。

第四节 补阴剂（7种）

六味地黄丸
《小儿药证直诀》

方歌

熟地补血益肾精，
山萸补肝填肾精。
山药益气补脾肾，
泽泻利湿泄浊灵。
丹皮凉血相火清，
茯苓健脾湿浊净。
三补三泻补为主，
滋阴补肾且填精。
腰膝酸软耳长鸣，
手足心热服之清。

【组成】熟地黄24g，山茱萸12g，山药12g，泽泻9g，牡丹皮9g，白茯苓9g。

【功用】填精滋阴补肾。

【主治】肾阴精不足证。腰膝酸软，头目眩晕，视物昏花，耳鸣耳聋，盗汗，遗精，消渴，骨蒸潮热，手足心热，舌燥咽痛，牙齿动摇，足跟作痛，以及小儿囟门不合，舌红少苔，脉细数。

山茱萸

【附方】知柏地黄丸

《医方考》

方歌

熟地山药山茱萸,
茯苓泽泻丹皮随。
三补三泻补为主,
滋阴补肾又填髓。
阴虚火旺加知柏,
肝肾阴虚虚火随,
骨蒸劳热此方除。

【组成】熟地黄24g,干山药12g,山萸肉12g,白茯苓9g,泽泻9g,牡丹皮9g,知母6g,黄柏6g。

【功用】滋阴降火。

【主治】肝肾阴虚,虚火上炎证。骨蒸劳热,虚烦盗汗,腰脊酸痛,遗精等。

泽泻

【附方】杞菊地黄丸
《麻疹全书》

方歌

熟地山药山茱萸，
茯苓泽泻丹皮随。
三补三泻补为主，
滋阴补肾又填髓。
养阴明目枸杞追，
视物昏花此方需。

【组成】熟地黄24g，干山药12g，山茱肉12g，白茯苓9g，泽泻9g，牡丹皮9g，枸杞9g，菊花9g。

【功用】滋肾养肝明目。

【主治】肝肾阴虚证。两目昏花，视物模糊，或眼睛干涩，迎风流泪等。

【附方】都气丸
《症因脉治》

方歌

熟地山药山茱萸，
茯苓泽泻丹皮随。
三补三泻补为主，
滋阴补肾又填髓。
敛肺补肾加五味，
补药纳气此方殊。

【组成】熟地黄24g，干山药12g，山茱肉12g，白茯苓9g，泽泻9g，牡丹皮9g，五味子6g。

【功用】滋肾纳气。

【主治】肾虚咳喘证。咳嗽气喘，呃逆，滑精，腰痛等。

古方歌

六味地黄益肾肝，茱薯丹泽地苓专，
阴虚火旺加知柏，养肝明目杞菊煎，
若加五味成都气，再入麦冬长寿丸。

大补阴丸
（原名大补丸）

《丹溪心法》

方歌

熟地滋阴益精髓，
龟甲滋阴配猪髓。
黄柏善于泻相火，
知母滋阴相火去。
阴虚火旺且骨蒸，
盗汗遗精心烦除。

龟甲

【组成】熟地黄 18g，龟甲 18g，黄柏 12g，知母 12g，猪骨髓（蒸透）。
【功用】滋阴降火。
【主治】阴虚火旺证。骨蒸潮热，盗汗遗精，咳嗽咯血，心烦易怒，足膝疼热或痿软，舌红少苔，尺脉数而有力。

古方歌

大补阴丸熟地黄，龟甲知柏合成方，
猪髓蒸熟炼蜜丸，滋阴降火效力强。

一贯煎

yī guàn jiān

《续名医类案》

方歌

重用生地滋肝肾,
枸杞滋养肝肾阴。
当归补血又和血,
沙参麦冬养肺津。
疏肝泄热川楝子,
不良反应要谨慎。
肝肾阴虚郁滞证,
胸胁脘痛渐减轻。

生地黄

【组成】生地黄18g，枸杞子9g，当归身9g，北沙参9g，麦冬9g，川楝子6g。
【功用】滋阴疏肝。
【主治】肝肾阴虚，肝气郁滞证。胸脘胁痛，吞酸吐苦，咽干口燥，舌红少津，脉细弱或虚弦。亦治疝气瘕聚。

古方歌

一贯煎中用地黄，沙参枸杞麦冬襄，
当归川楝水煎服，阴虚肝郁是妙方。

枸杞子

益胃汤

yì wèi tāng

《温病条辨》

方歌

生地麦冬善养阴,
清热润燥且生津。
沙参玉竹养阴津,
冰糖滋养肺胃阴。
胃阴不足饥不食,
口干咽燥效尤珍。

古方歌

益胃汤能养胃阴,冰糖玉竹与沙参,
麦冬生地同煎服,甘凉滋润生胃津。

细生地

玉竹

【组成】细生地15g,麦冬15g,沙参9g,玉竹5g,冰糖3g。

【功用】养阴益胃。

【主治】胃阴不足证。饥不欲食,口干咽燥,大便干结,舌红少苔,脉细数者。

第五节 补阳剂（1种）

肾气丸
(又名八味肾气丸、崔氏八味丸)
shèn qì wán
bā wèi shèn qì wán　cuī shì bā wèi wán

《金匮要略》

山茱萸

【方歌】

熟地补肾益精髓，
山萸固精肾气随。
山药茯苓补脾肾，
泽泻丹皮相火去。
附桂少配善温煦，
肾气虚衰功尤殊。

【组成】熟地黄24g，山茱萸12g，山药12g，茯苓9g，附子3g，桂枝3g，泽泻9g，牡丹皮9g。

【功用】补肾助阳，化生肾气。

【主治】肾阳气不足证。腰痛脚软，身半以下常有冷感，少腹拘急，小便不利，或小便反多，入夜尤甚，阳痿早泄，舌淡而胖，脉虚弱，尺部沉细，以及痰饮、水肿、消渴、脚气、转胞等。

【古方歌】

金匮肾气治肾虚，地黄怀药及山萸，
丹皮苓泽加附桂，引火归原热下趋。

山药

龟鹿二仙胶

guī lù èr xiān jiāo

《医便》

第六节 阴阳并补剂（2种）

龟甲

古方歌

龟鹿二仙最守真，补人三宝精气神，
人参枸杞和龟鹿，益寿延年实可珍。

方歌

龟鹿峻补阴与阳，
填精补髓精血强。
参杞补气又养血，
精生气旺促神昌。
真元虚损精血伤，
阳痿遗精腰膝凉。
形神虚衰已提前，
耳目失聪服之良。
善补三宝精气神，
延年益寿此方宜。

【组成】龟甲2500g，鹿角5000g，人参450g，枸杞子900g。

现代用法：熬胶每服5～10g，烊化服。

【功用】滋阴填精，益气壮阳。

【主治】真元虚损，精血不足证。形体消瘦，阳痿遗精，两目昏花，腰膝酸软，发脱齿摇，久不孕育。

鹿角

七宝美髯丹

qī bǎo měi rán dān

《本草纲目》，引自《积善堂方》

方歌

赤白首乌补肝肾，
益精壮骨功效增。
赤白茯苓补肺脾，
益气宁心亦安神。
枸杞菟丝补肝肾，
骨脂温阳肾气振。
当归补血且养肝，
牛膝活血又强筋。
肝肾不足须发白，
齿摇腰酸此方珍。

何首乌

菟丝子

【组成】赤何首乌、白何首乌各500g，赤茯苓、白茯苓各500g，枸杞子250g，菟丝子250g，补骨脂120g，当归250g，牛膝250g。现代用法：为蜜丸，每服9g，日服2次。

【功用】补益肝肾，乌发壮骨。

【主治】肝肾不足证。须发早白，脱发，齿牙动摇，腰膝酸软，梦遗滑精，肾虚不育等。

古方歌

七宝美髯何首乌，菟丝牛膝茯苓俱，
骨脂枸杞当归合，专益肝肾精血虚。

第九章 固涩剂（9种）

第一节 固表止汗剂（1种）

牡蛎散
mǔ lì sǎn

《太平惠民和剂局方》

牡蛎

【组成】 牡蛎（煅）15g，黄芪15g，麻黄根15g，浮小麦15g。
【功用】 敛阴止汗，益气固表。
【主治】 体虚自汗、盗汗证。自汗盗汗，夜卧尤甚，久而不止，心悸惊惕，短气烦倦，舌淡红，脉细弱。

方歌

潜阳敛阴煅牡蛎，
收敛止汗很得力。
益气固表用黄芪，
自汗盗汗能固摄。
固表止汗麻黄根，
小麦养心治心悸。
体虚自汗盗汗证，
夜卧尤甚心惊惕，
短气烦倦服之利。

古方歌

牡蛎散内用黄芪，浮麦麻黄根最宜，
自汗盗汗心液损，固表敛汗见效奇。

麻黄根

九仙散
jiǔ xiān sǎn
《卫生宝鉴》

方歌

敛肺止咳罂粟壳，
超量久服毒隐藏。
五味乌梅来帮忙，
人参阿胶气阴旺。
款冬桑皮善止咳，
贝母桔梗痰化光。
久咳不已气喘作，
敛肺止咳久咳康。

罂粟壳

乌梅

【组成】罂粟壳9g，五味子12g，乌梅12g，人参12g，阿胶12g，款冬花12g，桑白皮12g，贝母6g，桔梗12g。
【功用】敛肺止咳，益气养阴。
【主治】久咳伤肺，气阴两伤证。咳嗽日久不已，咳甚则气喘自汗，痰少而黏，脉虚数。

古方歌

九仙罂粟乌梅味，参胶桑皮款桔贝，
敛肺止咳益气阴，久咳肺虚效堪慰。

第二节 敛肺止咳剂（1种）

第三节 涩肠固脱剂（2种）

四神丸
sì shén wán

《证治准绳》

方歌

温补命门补骨脂，
温脾暖胃肉蔻至。
温肾暖脾吴茱萸，
固肾涩肠五味子。
温脾暖胃姜枣致，
腹痛喜按脉沉迟。
脾肾阳虚五更泻，
久泻不愈此方施。

补骨脂

【组成】补骨脂12g，肉豆蔻6g，吴茱萸3g，五味子6g，生姜6g，大枣10枚。
【功用】温肾暖脾，固肠止泻。
【主治】脾肾阳虚之五更泻。五更泄泻，不思饮食，食不消化，或久泻不愈，腹痛喜温，腰酸肢冷，神疲乏力，舌淡，苔薄白，脉沉迟无力。

古方歌

四神故纸吴茱萸，肉蔻五味四般须，
大枣百枚姜八两，五更肾泄火衰扶。

肉豆蔻

驻车丸

zhù chē wán

《延年秘录》，录自《外台秘要》

方歌

黄连清热燥湿好，
阿胶当归养血妙。
干姜温中且祛湿，
久痢不止阴血耗。
便下脓血心烦躁，
腹痛绵绵真难熬。
清热燥湿养阴血，
久痢赤白疗效高。

阿胶（驴皮所制）

黄连

【组成】黄连18g，阿胶9g，当归9g，干姜6g。

现代用法：每服6~9g，每日2~3次。

【功用】清热燥湿，养阴止痢。

【主治】大冷洞痢肠滑，下赤白如鱼脑，日夜无节度，腹痛不可堪忍者。

古方歌

驻车丸用姜二两，当归阿胶各三两，
六两黄连重一般，阴虚久痢奏效良。

第四节 涩精止遗剂（3种）

金锁固精丸
jīn suǒ gù jīng wán

《医方集解》

沙苑蒺藜

方歌

沙苑蒺藜补肾精，
莲肉补脾益肾精。
莲须固肾又涩精，
芡实补肾且固精。
龙牡潜阳且涩精，
肾虚不固常遗精。
腰酸肢软且耳鸣，
补肾涩精此方灵。

【组成】沙苑蒺藜12g，莲子肉10g，莲须12g，芡实12g，龙骨6g，牡蛎6g。
【功用】补肾涩精。
【主治】肾虚不固之遗精。遗精滑泄，腰痛耳鸣，四肢酸软，神疲乏力，舌淡苔白，脉细弱。

芡实

古方歌

金锁固精芡实研，莲须龙牡沙苑填，
莲粉糊丸盐汤下，肾虚精滑此方先。

桑螵蛸散

sāng piāo xiāo sǎn

《本草衍义》

方歌

补肾固精桑螵蛸，
人参龙骨龟甲添。
当归茯神调心脾，
远志菖蒲心肾欢，
调补心肾为高招。
心神恍惚渐渐消，
小便频数服之瘳。

桑螵蛸

石菖蒲

【组成】桑螵蛸10g，人参10g，龙骨10g，龟甲10g，当归10g，茯神10g，远志10g，石菖蒲10g。

【功用】调补心肾，涩精止遗。

【主治】心肾两虚证。小便频数，或尿如米泔色，或遗尿，或遗精，精神恍惚，健忘，舌苔淡白，脉细弱。

古方歌

桑螵蛸散用龙龟，参茯菖远及当归，
尿频遗尿精不固，滋肾宁心法勿违。

第九章 固涩剂（9种）

缩泉丸
（原名固真丹）

《魏氏家藏方》

方歌

温肾固精益智仁，
缩尿止遗肾气振。
乌药温肾散寒气，
膀胱虚寒先温肾。
山药健脾又补肾，
温肾祛寒膀胱振，
尿频遗尿此方迎。

益智仁

【组成】益智仁9g，天台乌药9g，山药6g。

【功用】温肾祛寒，缩尿止遗。

【主治】膀胱虚寒证。小便频数，或遗尿不禁，舌淡，脉沉弱。

古方歌

缩泉丸治小便频，膀胱虚寒遗尿斟，
乌药益智各等分，山药糊丸效更珍。

乌药

固经丸

gù jīng wán

《丹溪心法》

方歌

龟甲白芍滋肝肾,
芩柏泻火且坚阴。
椿皮固经又止血,
香附行气又调经。
滋阴清热又固经,
阴虚血热崩漏证。
月经过多损冲任,
崩中漏下血色深,
血热崩漏此方珍。

龟甲

香附

【组成】龟甲、白芍、黄芩各30g, 黄柏9g, 椿树根皮22g, 香附8g。

现代用法：酒糊丸每服6~8g, 每日2次。

【功用】滋阴清热, 固经止血。

【主治】阴虚血热之崩漏证。月经过多或崩中漏下, 血色深红或紫黑稠黏, 手足心热, 腰膝酸软, 舌红, 脉弦数。

古方歌

固经丸用龟甲君, 黄柏椿皮香附群,
黄芩芍药酒丸服, 漏下崩中色黑殷。

第五节 固崩止带剂（2种）

易黄汤

《傅青主女科》

方歌

山药芡实补脾肾，
收湿止带调冲任。
白果收湿防带下，
黄柏车前湿热尽。
脾肾虚弱湿热带，
带下黄稠此方迎。

【组成】山药、芡实各30g，白果12g，黄柏6g，车前子3g。

【功用】补益脾肾，清热祛湿，收涩止带。

【主治】脾肾虚弱，湿热带下。带下黏稠量多，色黄如浓茶汁，其气腥秽，舌红，苔黄腻者。

古方歌

易黄山药与芡实，白果黄柏车前子，
能消带下黏稠秽，补肾清热又祛湿。

白果

第十章 安神剂（6种）

第一节 重镇安神剂（1种）

桂枝甘草龙骨牡蛎汤
guì zhī gān cǎo lóng gǔ mǔ lì tāng

《伤寒论》

桂枝

【方歌】

桂枝甘草温心阳，
龙牡潜镇安神强。
心阳虚损神飞扬，
心悸怔忡难入眠。
温补心阳安神强，
心悸失眠此方宜。

【组成】 桂枝15g，炙甘草30g，龙骨30g，牡蛎30g。

【功用】 温补心阳，潜镇安神。

【主治】 心阳虚损，神志不安证。烦躁，心悸，或失眠，汗出乏力，精神萎靡，舌淡苔白，脉虚弱或迟缓。

【古方歌】

桂甘龙骨牡蛎汤，温补镇摄潜心阳，
心阳不足烦躁证，服之神安燥悸康。

牡蛎

第二节 补养安神剂（3种）

酸枣仁汤

suān zǎo rén tāng

《金匮要略》

方歌

枣仁养血而安神，
茯苓健脾且宁心。
知母清热也滋阴，
川芎调肝疏肝经。
甘草益气养心神，
肝血不足虚热侵。
虚烦失眠心不宁，
头目眩晕此方珍。

【组成】酸枣仁15g，茯苓6g，知母6g，川芎6g，甘草3g。

【功用】养血安神，清热除烦。

【主治】肝血不足，虚热内扰证。虚烦失眠，心悸不安，头目眩晕，咽干口燥，舌红，脉弦细。

古方歌

酸枣仁汤治失眠，川芎知草茯苓煎，
养血除烦清虚热，安然入睡梦乡甜。

酸枣仁

甘麦大枣汤
gān mài dà zǎo tāng

《金匮要略》

小麦

方歌

补心养肝小麦好,
养心安神治脏躁。
甘草养心且缓急,
大枣益气又润燥。
精神恍惚心烦躁,
言行失常不可靠。
悲伤欲哭难自主,
妇人脏躁此方保。

【组成】小麦15g,甘草9g,大枣10枚。

【功用】养心安神,和中缓急。

【主治】脏躁。精神恍惚,常悲伤欲哭,不能自主,心中烦乱,睡眠不安,甚则言行失常,呵欠频作,舌淡红少苔,脉细略数。

古方歌

金匮甘麦大枣汤,妇人脏躁喜悲伤,
精神恍惚常欲哭,养心安神效力彰。

大枣

养心汤

《仁斋直指方论》

方歌

人参黄芪益气真，
当归茯苓与茯神。
枣仁柏子安心神，
远志五味宁心神。
和胃消食夏曲迎，
肉桂温养热下引。
芎草调肝和血珍，
调和气血姜枣增。
气血不足心不宁，
精神恍惚心易惊。
失眠健忘效可信。

柏子仁

远志

【组成】人参8g，黄芪15g，当归15g，白茯苓15g，茯神15g，酸枣仁8g，柏子仁8g，远志8g，北五味子8g，半夏曲15g，肉桂8g，川芎15g，炙甘草12g，生姜5片，大枣2枚。

【功用】补益气血，养心安神。

【主治】气血不足，心神不宁证。精神恍惚，心悸易惊，失眠健忘，倦怠食少，舌淡苔白，脉细弱。

古方歌

养心汤用草芪参，二茯芎归柏子寻，
夏曲远志兼桂味，再加酸枣总宁神。

第三节 交通心肾剂（2种）

交泰丸
jiāo tài wán
《韩氏医通》

黄连

【组成】 川黄连15g，肉桂心3g。

【功用】 交通心肾。

【主治】 水不济火，心火上亢证。怔忡不宁，或夜寐不安，口舌生疮。

方歌

黄连清心降火强，
肉桂温肾又助阳。
心火下降肾水升，
心肾相交促睡眠。
心悸怔忡不安宁，
口舌生疮服之良。

古方歌

心肾不交交泰丸，一份桂心十份连，
怔忡不寐心阳亢，心肾交时自可安。

肉桂

黄连阿胶汤

huáng lián ē jiāo tāng

《伤寒论》

方歌

黄连清心降火强,
阿胶滋阴补肾良。
黄芩清火芍滋阴,
养心补肾蛋黄襄。
阴虚火旺心烦热,
心肾不交常失眠。
心火下降肾水升,
心肾相交睡得香。

黄连

阿胶（驴皮所制）

【组成】黄连12g，阿胶9g，黄芩6g，芍药6g，鸡子黄2枚。

【功用】滋阴降火，除烦安神。

【主治】阴虚火旺，心肾不交证。心烦失眠，梦多健忘，口燥咽干，腰膝酸软，舌尖红赤，脉细数。

古方歌

黄连阿胶鸡子黄，黄芩白芍合成方，
水亏火炽烦不卧，滋阴降火自然康。

第十一章 理气剂（14种）

第一节 行气剂（8种）

越鞠丸 yuè jū wán

《丹溪心法》

苍术

方歌

香附行气治气郁，
川芎活血治血郁。
苍术燥湿治湿郁，
栀子清火治火郁。
神曲消食治食郁，
五郁解开无痰郁。
气畅郁舒不见郁，
气血冲和人长寿。

【组成】香附10g，川芎10g，苍术10g，栀子10g，神曲10g。

【功用】行气解郁。

【主治】六郁证。胸膈痞闷，脘腹胀痛，嗳腐吞酸，恶心呕吐，饮食不消。

古方歌

越鞠丸治六般郁，气血痰火湿食因，
芎苍香附兼栀曲，气畅郁舒痛闷伸。

栀子

柴胡疏肝散

chái hú shū gān sǎn

《证治准绳》

方歌

柴胡疏肝郁结松,
香附解郁而止疼。
川芎活血且开郁,
陈皮行气胀满松。
枳壳理气也宽中,
芍草缓急不疼痛。
肝气郁滞胁肋痛,
情志抑郁变从容。

柴胡

香附

【组成】柴胡6g,香附5g,川芎5g,陈皮6g,枳壳5g,芍药5g,甘草2g。

【功用】疏肝解郁,行气止痛。

【主治】肝气郁滞证。胁肋疼痛,胸闷善太息,情志抑郁易怒,或嗳气,脘腹胀满,脉弦。

古方歌

柴胡疏肝芍川芎,枳壳陈皮草香附,
疏肝行气兼活血,胁肋疼痛立能除。

金铃子散

jīn líng zǐ sǎn

《太平圣惠方》录自《袖珍方》

方歌

疏肝行气川楝子，
清泻肝火痛制止。
延胡行气又活血，
气机顺畅痛自止。
肝郁化火诸痛证，
药简效专能极致。
川楝子有肝毒性，
常服谨防肝毒至。

川楝子（金铃子）

【组成】川楝子（金铃子）9g，延胡索9g。

【功用】疏肝泄热，活血止痛。

【主治】肝郁化火证。胸腹胁肋脘腹诸痛，或痛经、疝气痛，时发时止，口苦，舌红苔黄，脉弦数。

古方歌

金铃子散止痛方，延胡酒调效更强，
疏肝泄热行气血，心腹胸胁痛经良。

延胡索

瓜蒌薤白白酒汤

《金匮要略》

方歌

瓜蒌清热又涤痰,
理气宽胸心气旺。
薤白通阳又散结,
行气止痛心胸宽。
瓜蒌薤白白酒汤,
胸痹胸痛敢担当。
痰浊咳唾加半夏,
瓜蒌薤白半夏汤。

瓜蒌实（全瓜蒌）

【组成】瓜蒌实 24g,薤白 12g,白酒适量。
【功用】通阳散结,行气祛痰。
【主治】胸痹,胸阳不振,痰气互结证。胸部闷痛,甚至胸痛彻背,喘息咳唾,短气,舌苔白腻,脉沉弦或紧。

【附方】瓜蒌薤白半夏汤

薤白

【组成】瓜蒌实 24g,薤白 12g,半夏 12g,白酒适量。
【功用】温阳散结,祛痰宽胸。
【主治】胸痹。胸中满痛彻背,背痛彻胸,不能安卧。

古方歌

瓜蒌薤白白酒汤,胸痹胸闷痛难当,
咳息短气时咳唾,难卧再加半夏良。

半夏厚朴汤

bàn xià hòu pò tāng

《金匮要略》

半夏

方歌

半夏化痰散结气，
燥湿化痰厚朴济。
茯苓健脾杜生痰，
生姜开胃和胃气。
苏叶芳香疏肝气，
痰气交阻梅核气。
咽中有物阻气机，
似有似无真怪气，
半夏厚朴效神奇。

【组成】半夏12g，厚朴9g，茯苓12g，生姜15g，紫苏叶6g。

【功用】行气散结，降逆化痰。

【主治】梅核气。咽中如有物阻，咯吐不出，吞咽不下，胸膈满闷，或咳或呕，舌苔白润或白滑，脉弦缓或弦滑。

古方歌

半夏厚朴与紫苏，茯苓生姜共煎服，
痰凝气聚成梅核，降逆开郁气自舒。

厚朴

厚朴温中汤

《内外伤辨惑论》

方歌

厚朴行气消胀强,
草蔻温中散寒良。
陈皮木香消胀满,
温脾暖胃生干姜。
茯苓甘草健脾良,
行气除满温中先。
脾胃气滞寒湿证,
脘腹胀满此方宜。

厚朴

草豆蔻

【组成】厚朴15g,草豆蔻仁8g,陈皮15g,木香8g,生姜3片,干姜2g,茯苓8g,甘草8g。

【功用】行气除满,温中燥湿。

【主治】脾胃气滞寒湿证。脘腹胀满或疼痛,不思饮食,四肢倦怠,舌苔白腻,脉沉弦。

古方歌

厚朴温中陈草苓,干姜草蔻木香停,
煎服加姜治腹痛,脘腹胀满用皆灵。

加味乌药汤

jiā wèi wū yào tāng

《奇效良方》

香附

方歌

香附疏肝调月经,
乌药木香配砂仁。
延胡行气又活血,
甘草生姜温中真。
肝郁气滞易痛经,
经前经后少腹疼。
胸胁乳房常胀痛,
胀甚于痛效尤珍。

【组成】香附9g,乌药6g,木香6g,缩砂仁6g,延胡索6g,甘草9g,生姜3片。

【功用】行气活血,调经止痛。

【主治】肝郁气滞之痛经。月经前或月经初行时,少腹胀痛,胀甚于痛,或连胸胁、乳房胀痛,舌淡,苔薄白,脉弦紧。

古方歌

加味乌药汤砂仁,香附木香姜草伦,
配入延胡共七味,经前胀痛效堪珍。

乌药

苏子降气汤
sū zǐ jiàng qì tāng

《太平惠民和剂局方》

方歌

苏子半夏治咳喘，
前胡厚朴肺气宣。
肉桂温肾纳气好，
当归降逆治咳喘。
苏叶生姜散肺寒，
调和诸药草枣添。
上实下虚喘咳证，
咳喘痰多服之消。

紫苏子

【组成】紫苏子9g，半夏9g，前胡6g，厚朴6g，肉桂3g，川当归6g，甘草6g，紫苏叶5片，生姜2片，枣1枚。

【功用】降气平喘，祛痰止咳。

【主治】上实下虚喘咳证。喘咳痰多，短气，胸膈满闷，呼多吸少，或腰痛脚软，或肢体浮肿，舌苔白滑或白腻，脉弦滑。

古方歌

苏子降气半夏归，前胡桂朴草姜随，上实下虚痰嗽喘，或加沉香去肉桂。

前胡

第二节 降气剂（6种）

定喘汤
dìng chuǎn tāng

《摄生众妙方》

方歌

麻黄白果来定喘,
宣敛结合为高招。
黄芩配上桑白皮,
痰热内蕴渐渐消。
杏仁半夏款冬花,
苏子甘草治咳喘。
风寒外束致哮喘,
咳喘痰多此方瘳。

白果

【组成】麻黄9g,白果9g,黄芩5g,桑白皮9g,杏仁5g,法制半夏9g,款冬花9g,紫苏子6g,甘草3g。
【功用】宣降肺气,清热化痰。
【主治】痰热内蕴,风寒外束之哮喘。咳喘痰多气急,痰稠色黄,或微恶风寒,舌苔黄腻,脉滑数。

古方歌

定喘白果与麻黄,款冬半夏白皮桑,
苏杏黄芩兼甘草,外寒痰热喘哮尝。

款冬花

四磨汤 (sì mó tāng)

《济生方》

方歌

乌药疏肝解郁滞,
沉香降逆功效奇。
槟榔破气又导滞,
人参扶正祛邪气。
行气降逆胸胁畅,
肝气郁结效神奇。

乌药

【组成】天台乌药6g,沉香6g,槟榔9g,人参6g。

【功用】行气降逆,宽胸散结。

【主治】肝气郁结证。胸膈胀闷,上气喘急,心下痞满,不思饮食,脉弦。

古方歌

四磨汤治七情侵,人参乌药及槟沉,
浓磨煎服调滞气,实者枳壳易人参。

槟榔

第十一章 理气剂(14种)

123

旋覆代赭汤
《伤寒论》

方歌

旋覆降气又消痰，
代赭降逆可期盼。
半夏生姜和胃气，
参草大枣养胃榛。
胃虚气逆痰阻证，
脘痞呃逆此方攀。

旋覆花

【组成】旋覆花9g，代赭石3g，半夏9g，人参6g，甘草9g，生姜15g，大枣4枚。

【功用】降逆化痰，益气和胃。

【主治】胃虚气逆痰阻证。心下痞硬，噫气不除，或见纳差、呃逆、恶心，甚或呕吐，舌苔白腻，脉缓或滑。

古方歌

旋覆代赭用人参，半夏姜甘大枣临，
重以镇逆咸软痞，痞硬噫气力能禁。

代赭石

橘皮竹茹汤

《金匮要略》

方歌

橘皮行气和胃好,
竹茹清热止呃妙。
生姜止呕又和胃,
益气和胃参草枣。
胃虚有热呃逆证,
呃逆干呕疗效高,
虚烦少气亦有效。

橘皮

竹茹

【组成】橘皮、竹茹各12g,生姜9g,大枣5枚,人参3g,甘草6g。

【功用】降逆止呃,益气清热。

【主治】胃虚有热之呃逆。呃逆或干呕,虚烦少气,口干,舌红嫩,脉虚数。

古方歌

橘皮竹茹治呕逆,人参甘草枣姜齐,
胃虚有热失和降,久病之后更相宜。

丁香柿蒂汤
dīng xiāng shì dì tāng

《症因脉治》

方歌

丁香降逆呃逆停，
柿蒂降逆呃逆宁。
生姜降逆又止呃，
人参益气养胃灵。
胃气虚寒呃逆证，
胸脘痞闷无踪影。

丁香

【组成】丁香6g，柿蒂9g，生姜6g，人参3g。
【功用】降逆止呃，温中益气。
【主治】胃气虚寒之呃逆。呃逆不已，胸脘痞闷，舌淡苔白，脉沉迟。

古方歌

丁香柿蒂人参姜，呃逆因寒中气伤，
温中降逆又益气，虚寒气逆最相当。

柿蒂

第十二章 理血剂（11种）

第一节 活血祛瘀剂（8种）

桃核承气汤
táo hé chéng qì tāng
《伤寒论》

桃仁

【组成】 桃仁12g，大黄12g，芒硝6g，桂枝6g，炙甘草6g。
【功用】 破瘀泻热。
【主治】 下焦蓄血证。少腹急结，小便自利，至夜发热，或其人如狂，甚则谵语烦躁，以及血瘀经闭，痛经，脉沉实而涩者。

方歌

桃仁活血又破瘀，
大黄泻热瘀滞去。
芒硝泻热又软坚，
桂枝温通血脉舒。
甘草和中缓急殊，
下焦蓄血皆属瘀，
痛经闭经随瘀除。

芒硝

古方歌

桃核承气五般奇，甘草芒硝并桂枝，
瘀热互结少腹胀，如狂蓄血最相宜。

血府逐瘀汤

xuè fǔ zhú yū tāng

《医林改错》

方歌

桃红牛膝去瘀痛，
地芍归芎血脉通。
桔梗枳壳调升降，
柴胡疏肝气机通。
调和诸药甘草从，
胸疼头痛瘀血痛。
痛如针刺功独崇，
口唇瘀斑舌暗红。
胸中瘀血通用方，
瘀血化尽痛无踪。

红花

【组成】桃仁12g，红花9g，牛膝9g，生地黄9g，当归12g，赤芍6g，川芎5g，柴胡3g，桔梗5g，枳壳6g，甘草6g。

【功用】活血化瘀，行气止痛。

【主治】胸中血瘀证。胸痛，头痛，日久不愈，痛如针刺而有定处，或呃逆日久不止，或饮水即呛，干呕，或内热瞀闷，或心悸怔忡，失眠多梦，急躁易怒，入暮潮热，唇暗或两目暗黑，舌质暗红，或舌有瘀斑、瘀点，脉涩或弦紧。

桔梗

古方歌

血府当归生地桃，红花枳壳膝芎饶，
柴胡赤芍甘桔梗，血化下行不作痨。

第十二章 理血剂（11种）

补阳还五汤

bǔ yáng huán wǔ tāng

《医林改错》

黄芪

方歌

黄芪补气利血行，
气旺瘀去新血生。
当归养血又活血，
赤芍川芎畅血行。
桃红地龙通络快，
气虚血瘀中风生。
半身不遂口眼歪，
中风诸证服之泰。

【组成】黄芪30～120g，当归尾6g，赤芍5g，川芎3g，桃仁3g，红花3g，地龙3g。

【功用】补气活血通络。

【主治】气虚血瘀之中风。半身不遂，口眼㖞斜，语言謇涩，口角流涎，小便频数或遗尿失禁，舌暗淡，苔白，脉缓无力。

古方歌

补阳还五赤芍芎，归尾通经佐地龙，
四两黄芪为主药，血中瘀滞用桃红。

赤芍

复元活血汤

fù yuán huó xuè tāng

《医学发明》

=== 方 歌 ===

大黄祛瘀瘀滞通，
柴胡疏肝胁肋松。
桃红当归祛肿疼，
山甲破瘀消肿痛。
天花粉来消瘀肿，
甘草缓急又止痛。
活血祛瘀经络通，
跌打损伤胁肋疼，
痛不可忍变微痛。

大黄

【组成】大黄18g，柴胡15g，桃仁15g，红花6g，当归9g，穿山甲（炮）6g，天花粉9g，甘草6g。

【功用】活血祛瘀，疏肝通络。

【主治】跌打损伤，瘀血阻滞证。胁肋瘀肿，痛不可忍。

=== 古 方 歌 ===

复元活血汤柴胡，花粉当归山甲俱，
桃仁红花大黄草，损伤瘀血酒煎去。

穿山甲

第十二章 理血剂（11种）

温经汤

wēn jīng tāng

《金匮要略》

吴茱萸

【组成】 吴茱萸 9g，桂枝 6g，当归 6g，芍药 6g，川芎 6g，牡丹皮 6g，阿胶 6g，麦冬 9g，半夏 6g，人参 6g，生姜 6g，甘草 6g。

【功用】 温经散寒，养血祛瘀。

【主治】 冲任虚寒，瘀血阻滞证。漏下不止，经血淋漓不畅，血色暗而有块，或月经超前或延后，或逾期不止，或一月再行，或经停不至，而见少腹里急，腹满，傍晚发热，手心烦热，唇口干燥，舌质暗红，脉细而涩。亦治妇人宫冷，久不受孕。

方歌

吴萸温肝又止疼，
桂枝散寒血脉通。
活血祛瘀归芍芎，
丹皮凉血治经痛。
阿胶麦冬润燥好，
半夏化湿脘痞松。
人参姜草扶正气，
温养冲任瘀滞通。
月经超前或延后，
妇女宫冷渐轻松。

古方歌

温经归芍桂萸芎，姜夏丹皮及麦冬，
参草扶脾胶益血，调经重在暖胞宫。

桂枝

生化汤

shēng huà tāng

《傅青主女科》

方歌

当归养血又止疼,
川芎桃仁祛瘀痛。
炮姜散寒而温经,
甘草缓急且调中。
血虚寒凝瘀滞证,
恶露排尽小腹松。

当归

川芎

【组成】全当归24g,川芎9g,桃仁6g,炮姜、甘草各2g。

【功用】养血活血,温经止痛。

【主治】血虚寒凝,瘀血阻滞证。产后恶露不行,小腹冷痛。

古方歌

生化汤宜产后尝,归芎桃草酒炮姜,
恶露不行少腹痛,化瘀温经功效彰。

桂枝茯苓丸

guì zhī fú líng wán

《金匮要略》

牡丹皮

方歌

桂枝温经瘀滞通，
桃仁丹皮癥块溶。
白芍养血又和血，
茯苓健脾湿无踪。
瘀血恶露入胞宫，
癥块拒按或疼痛，
活血化瘀癥块松，
胞宫肌瘤渐消融。

【组成】桂枝6g，桃仁6g，牡丹皮6g，芍药6g，茯苓6g。

【功用】活血化瘀、缓消癥块。

【主治】瘀阻胞宫证。妇人素有癥块，妊娠漏下不止，或胎动不安，血色紫黑晦暗，腹痛拒按，或经闭腹痛，或产后恶露不尽而腹痛拒按者，舌质紫暗或有瘀点，脉沉涩。

古方歌

金匮桂枝茯苓丸，芍药桃仁和牡丹，
等分为末蜜丸服，活血化瘀癥块散，
肺肾气虚蕴痰热，咳喘痰血一并除。

桂枝

失笑散 shī xiào sǎn

《太平惠民和剂局方》

方歌

灵脂散瘀止痛好，
蒲黄消瘀止血妙。
胸腹瘀血疼痛证，
心腹刺痛疗效高。
药简力宏易见效，
一笑置之为妙方。

五灵脂

蒲黄

【组成】五灵脂6g，蒲黄6g。

【功用】活血祛瘀，散结止痛。

【主治】瘀血疼痛证。心腹刺痛，脘腹疼痛，或产后恶露不行，或月经不调，少腹急痛。

古方歌

失笑灵脂与蒲黄，等分为散醋煎尝，
血瘀胸腹时作痛，祛瘀止痛效非常。

第十二章 理血剂（11种）

第二节 止血剂（3种）

咳血方
《丹溪心法》

青黛

方歌

青黛清肝止咳血，
栀子泻火亦止血。
清热化痰瓜蒌仁，
浮石软坚痰易出。
诃子敛肺止咳血，
肝火犯肺痰带血。
咳嗽痰稠难咳出，
心烦易怒不可忽，
清肝宁肺止咳血。

【组成】青黛6g，山栀子9g，瓜蒌仁9g，海粉（多用海浮石代替）9g，诃子6g。
【功用】清肝宁肺，凉血止血。
【主治】肝火犯肺之咳血证。咳嗽痰稠带血，咯吐不爽，心烦易怒，或胸胁作痛，咽干口苦，颊赤便秘，舌红苔黄，脉弦数。

古方歌

咳血方中诃子收，瓜蒌海粉山栀投，
青黛蜜丸口嚼化，咳嗽痰血服之瘳。

瓜蒌仁

小蓟饮子

《济生方》，录自《玉机微义》

方歌

小蓟凉血止尿血，
尿血血淋常被选。
归地和血止血好，
蒲黄藕节助止血。
滑石木通淡竹叶，
栀子泻火治尿血。
甘草缓急又止痛，
热结下焦且尿血，
排尿热痛效卓越。

小蓟

蒲黄

【组成】小蓟、当归、生地黄、蒲黄、藕节、滑石、木通、淡竹叶、山栀子、甘草各9g。

【功用】凉血止血，利水通淋。

【主治】热结下焦之血淋、尿血。尿中带血，小便频数，赤涩热痛，舌红，脉数。

古方歌

小蓟饮子藕蒲黄，木通滑石生地襄，
归草黑栀淡竹叶，血淋热结服之良。

槐花散
huái huā sǎn
《普济本事方》

方歌

槐花凉血止痔血，
便血痔血常首选。
柏叶凉血又收敛，
荆芥疏风止肠血。
枳壳调气又调血，
清肠止血治肠风，
便血痔血效突出。

槐花

【组成】槐花、柏叶、荆芥穗、枳壳各9g。
【功用】清肠止血，疏风行气。
【主治】风热湿毒，壅结肠道，损伤血络便血证。便前出血或便后出血，或粪中带血，血色鲜红或晦暗，舌红苔黄，脉数。

古方歌

槐花散用治肠风，侧柏黑荆枳壳充，
为末等分米饮下，宽肠凉血逐风动。

柏叶

第十二章 治风剂(7种)

第一节 疏散外风剂（5种）

川芎茶调散
chuān xiōng chá diào sǎn
《太平惠民和剂局方》

【方歌】

各种头痛用川芎，
适当配伍易建功。
荆芥薄荷与羌活，
白芷细辛与防风。
疏风止痛效亦宏，
甘草益气又和中。
外感风邪头痛证，
偏正头痛此方宗。

川芎

【组成】川芎12g，荆芥12g，薄荷12g，羌活6g，白芷6g，细辛3g，防风5g，甘草6g。
【功用】疏风止痛。
【主治】外感风邪头痛证。偏正头痛或巅顶头痛，恶寒发热，目眩鼻塞，舌苔薄白，脉浮。

【古方歌】

川芎茶调散荆防，辛芷薄荷甘草羌，
目昏鼻塞风攻上，偏正头痛悉能康。

白芷

消风散

xiāo fēng sǎn

《外科正宗》

方歌

荆防蝉蜕牛蒡子，
疏风止痒瘙痒止。
苍术苦参及木通，
湿热诸邪一起治。
石膏知母草泻火，
归地养血胡麻滋。
风疹湿疹与皮疹，
瘙痒津水此方施。

荆芥

【组成】荆芥6g，防风6g，蝉蜕6g，牛蒡子6g，苍术6g，苦参6g，木通3g，石膏6g，知母6g，甘草3g，当归6g，生地黄6g，胡麻5g。

【功用】疏风养血，清热除湿。

【主治】风疹，湿疹。皮肤瘙痒，疹出色红，或遍身云片斑点，抓破后渗出津水，苔白或黄，脉浮数。

蝉蜕

古方歌

消风散内用荆防，蝉蜕胡麻苦参苍，
石知旁通归地草，风疹湿疹服之康。

第十三章 治风剂（7种）

【附方】当归饮子 dāng guī yǐn zǐ

《济生方》

生地黄

方歌

地归芍芎四物良，
养血活血风自灭。
荆芥防风白蒺藜，
祛风止痒功效强。
黄芪甘草何首乌，
补养气血有专长。
养血祛风且止痒，
血虚瘙痒此方宜。

【组成】生地黄20g，当归12g，白芍15g，川芎10g，荆芥12g，防风12g，白蒺藜10g，黄芪15g，甘草6g，何首乌12g。

【功用】养血活血，祛风止痒。

【主治】血虚有热，风邪外袭证。皮肤疮疖，或肿或痒，或发赤疹瘙痒。

防风

牵正散

qiān zhèng sǎn

《杨氏家藏方》

=== 方 歌 ===

白附善于祛风痰，
头面疾患首选药。
僵蚕息风止痉好，
全蝎镇痉有特效。
风痰消尽经络通，
口眼㖞斜疗效高。

僵蚕

【组成】白附子、全蝎、白僵蚕各5g。

【功用】祛风化痰，通络止痉。

【主治】风痰阻于头面经络。口眼㖞斜，或面肌抽动，舌淡苔白。

=== 古 方 歌 ===

牵正散是杨家方，全蝎僵蚕白附襄，
服用少量热酒下，口眼㖞斜疗效彰。

全蝎

小活络丹

《太平惠民和剂局方》

川乌

方歌

祛风除湿川草乌,
温经通络功效殊。
燥湿化痰天南星,
行气活血乳没俱。
地龙息风又通络,
风寒湿痹力能驱。
肢体筋脉常疼痛,
麻木拘挛诸症舒。

【组成】川乌 6g, 草乌 6g, 天南星 6g, 乳香 5g, 没药 5g, 地龙 6g。

【功用】祛风除湿, 化痰通络, 活血止痛。

【主治】风寒湿痹证。肢体筋脉疼痛, 麻木拘挛, 关节屈伸不利, 疼痛游走不定。亦治中风, 手足不仁, 日久不愈, 经络中有湿痰瘀血而见腰腿沉重或腿臂间作痛。

古方歌

小活络丹天南星, 二乌乳没加地龙,
寒湿瘀血成痹痛, 搜风活血经络通。

天南星

天麻钩藤饮

tiān má gōu téng yǐn

《中医内科杂病证治新义》

方歌

天麻钩藤息肝风，
平肝潜阳石决从。
牛膝益母平肝阳，
杜仲寄生肝肾充。
黄芩栀子清肝火，
茯苓交藤睡意浓。
肝阳偏亢头晕痛，
肝风上扰渐无踪。

天麻

钩藤

【组成】天麻 9g，钩藤 12g，石决明 18g，川牛膝 12g，益母草、杜仲、桑寄生、黄芩、山栀、朱茯神、首乌藤（夜交藤）各 9g。

【功用】平肝息风，清热活血，补益肝肾。

【主治】肝阳偏亢，肝风上扰证。头痛，眩晕，失眠，舌红苔黄，脉弦数。

古方歌

天麻钩藤益母桑，栀芩清热决潜阳，
杜仲牛膝益肾损，茯神夜交安服良。

第二节 平息内风剂（2种）

镇肝息风汤

《医学衷中参西录》

茵陈

【组成】怀牛膝 30g，生赭石 30g，生龙骨 15g，生牡蛎 15g，生杭芍 15g，生龟甲 15g，玄参 15g，天冬 15g，茵陈 6g，生麦芽 6g，川楝子 6g，甘草 5g。

【功用】镇肝息风，滋阴潜阳。

【主治】类中风。头目眩晕，目胀耳鸣，脑部热痛，心中烦热，肢体不利，口眼㖞斜，眩晕颠扑，昏不识人，或醒后不能复原，脉弦长有力。

方歌

引血下行怀牛膝，
镇肝息风赭石入。
龙骨牡蛎与龟甲，
镇肝潜阳为上策。
白芍玄参天冬集，
滋阴生津效真实。
清泄肝热川楝子，
疏肝茵陈大麦芽。
调和药性甘草入，
肝风内动中风生。
头目眩晕口眼歪，
肢体不利功能失。
头脑热痛不识人，
类中风证服之泰。

古方歌

张氏镇肝息风汤，龙牡龟牛治亢阳，
代赭天冬元芍草，茵陈川楝麦芽襄。

赭石

第十四章 治燥剂（9种）

第一节 轻宣外燥剂（3种）

杏苏散
xìng sū sǎn

《温病条辨》

桔梗

【组成】苏叶9g，杏仁9g，前胡9g，桔梗6g，枳壳6g，橘皮6g，半夏9g，茯苓9g，生姜3片，大枣3枚，甘草3g。

【功用】轻宣凉燥，理肺化痰。

【主治】外感凉燥证。恶寒无汗头微痛，咳嗽痰稀，鼻塞咽干，苔白，脉弦。

方歌

苏叶解表宣肺气，
杏仁润燥止咳奇。
前胡化痰祛风邪，
桔梗枳壳调气机。
行气化痰橘皮济，
半夏茯苓健脾气。
调和药性草姜枣，
外感凉燥恶寒起，
头痛咳嗽效可期。

古方歌

杏苏散内夏陈前，枳橘苓草姜枣添，
轻宣温润治凉燥，咳止痰化病自痊。

前胡

桑杏汤

sāng xìng tāng

《温病条辨》

方歌

桑叶清肺又润燥，
杏仁润肺止咳好。
豆豉发散去外燥，
浙贝清热化痰妙。
沙参清肺又润燥，
梨皮养阴降火好。
栀皮泻火清肺热，
外感温燥鼻咽燥，
干咳无痰此方保。

栀子

轮叶沙参

【组成】桑叶3g，杏仁5g，香豉3g，象贝3g，沙参6g，梨皮3g，栀皮3g。

【功用】清宣润燥，润肺止咳。

【主治】外感温燥证。头痛，微恶风寒，口渴，咽干鼻燥，干咳无痰或少而黏。舌红苔薄白，脉浮数而右脉大。

古方歌

桑杏汤中象贝宜，沙参栀豉与梨皮，
身热咽干咳痰少，辛凉甘润燥能医。

第十四章 治燥剂（9种）

清燥救肺汤

qīng zào jiù fèi tāng

《医门法律》

桑叶

方歌

桑叶清透泄肺热，
石膏清肺口渴歇。
麦冬阿胶养肺阴，
润肺止咳枇杷叶。
麻仁杏仁润肺燥，
参草益气肺气强。
温燥伤肺身热证，
干咳无痰服之宜。

【组成】桑叶9g，石膏8g，麦冬4g，真阿胶3g，枇杷叶3g，胡麻仁3g，杏仁2g，人参2g，甘草3g。

【功用】清燥润肺，益气养阴。

【主治】温燥伤肺证。身热头痛，干咳无痰，气逆而喘，咽干鼻燥，胸满胁痛，心烦口渴，舌干少苔，脉虚大而数。

古方歌

清燥救肺参草杷，石膏胶杏麦胡麻，
经霜收下冬桑叶，清燥润肺效堪夸。

枇杷叶

麦门冬汤

mài mén dōng tāng

《金匮要略》

方歌

滋养肺胃用麦冬,
和胃降逆半夏从。
人参健脾善益气,
草枣粳米和胃功。
虚热肺痿咳涎沫,
喘促呃逆此方宗。

麦冬

半夏

【组成】麦冬42g，半夏6g，人参9g，甘草6g，大枣4枚，粳米6g。

【功用】滋养肺胃，降逆下气。

【主治】1.虚热肺痿证。咳唾涎沫，短气喘促，咽干口燥，舌红少苔，脉虚数。

2.胃阴不足证。呕吐，纳少，呃逆，口渴咽干，舌红少苔，脉虚数。

古方歌

麦门冬汤用人参，枣草粳米半夏存，
肺痿咳逆因虚火，清养肺胃此方珍。

第二节 滋润内燥剂（6种）

养阴清肺汤
yǎng yīn qīng fèi tāng

《重楼玉钥》

玄参

【组成】 大生地6g，麦冬4g，玄参5g，炒白芍3g，牡丹皮3g，贝母3g，生甘草2g，薄荷2g。

【功用】 养阴清肺，解毒利咽。

【主治】 阴虚肺燥之白喉。喉间起白如腐，不易拭去，咽喉肿痛，初起或发热或不发热，鼻干唇燥，或咳或不咳，呼吸有声，似喘非喘，脉数无力或细数。

方歌

生地滋肾润肺燥，
麦冬养阴清肺好。
玄参清热解温毒，
白芍敛阴和营好。
丹皮凉血消肿妙，
贝母润肺化痰高。
薄荷利咽草解毒，
阴虚肺燥白腐浮。
鼻干唇燥阴液耗，
咳嗽时作此方保。

古方歌

养阴清肺是妙方，玄参草芍冬地黄，
薄荷贝母丹皮入，时疫白喉急煎尝。

贝母

百合固金汤

《周慎斋遗书》

方歌

生地熟地善滋阴,
肺阴肾阴随之增。
百合麦冬养肺阴,
玄参滋阴降火珍。
归芍补血阴血增,
桔贝甘草善利咽。
肺肾阴亏虚火兴,
咳痰带血效可信。

生地黄

【组成】生地黄9g, 熟地黄9g, 百合6g, 麦冬6g, 玄参3g, 当归身9g, 白芍3g, 桔梗3g, 贝母6g, 甘草3g。

【功用】滋养肺肾, 止咳化痰。

【主治】肺肾阴亏, 虚火上炎证。咳嗽气喘, 痰中带血, 咽喉燥痛, 头晕目眩, 午后潮热, 舌红少苔, 脉细数。

百合

古方歌

百合固金二地黄, 玄参贝母桔甘藏,
麦冬芍药当归配, 喘咳痰血肺家伤。

琼玉膏

qióng yù gāo

《洪氏集验方》

方歌

生地滋阴且生津，
滋肾凉血效可信。
白蜜润肺又止咳，
人参茯苓肺气振。
肺肾阴亏肺痨证，
干咳少痰效尤珍。

地黄

【组成】生地黄8000g，白沙蜜5000g，人参750g，白茯苓1500g。

【功用】滋阴润肺，益气补脾。

【主治】肺肾阴亏之肺痨。干咳少痰，咽燥咯血，气短乏力，肌肉消瘦。舌红少苔，脉细数。

古方歌

琼玉膏用生地黄，参苓白蜜炼膏尝，
肺枯干咳虚劳症，金水相滋效倍彰。

茯苓

玉液汤
《医学衷中参西录》

方歌

山药黄芪补气阴,
益气固肾功效真。
知母花粉滋肺阴,
葛根升阳又生津。
运化水谷鸡内金,
五味益气善生津。
气阴两虚易消渴,
用于消渴效可信。

山药

天花粉

【组成】山药30g,生黄芪15g,天花粉9g,知母18g,葛根5g,生鸡内金6g,五味子9g。

【功用】益气滋阴,固肾止渴。

【主治】气阴两虚之消渴。口常干渴,饮水不解,小便频数量多,或小便浑浊,困倦气短,舌嫩红而干,脉虚细无力。

古方歌

玉液山药芪葛根,花粉知味鸡内金,
消渴口干溲多数,证属气阴两虚者。

增液汤

zēng yè tāng

《温病条辨》

麦冬

方歌

玄参清热且养阴,
滋养肾水与肺津。
麦冬生地善滋阴,
肺与大肠相呼应。
津亏肠燥便秘证,
口干舌燥效可信。

【组成】玄参30g,麦冬24g,细生地24g。

【功用】增液润燥。

【主治】阳明温病,津亏肠燥便秘证。大便秘结,口渴。舌干红,脉细数或沉而无力。

古方歌

增液汤用玄地冬,无水行舟便不通,结合硝黄作泻剂,补泄兼施效不同。

玄参

第十五章 祛湿剂（19种）

第一节 燥湿和胃剂（2种）

平胃散
píng wèi sǎn

《简要济众方》

苍术

方歌

苍术燥湿且运脾，
厚朴行气能开痞。
陈皮理气和胃气，
甘草益气又健脾。
湿滞脾胃胀满生，
燥湿运脾此方备。

【组成】苍术12g，厚朴9g，陈皮6g，甘草3g。
【功用】燥湿运脾，行气和胃。
【主治】湿滞脾胃证。脘腹胀满，不思饮食，口淡无味，恶心呕吐，嗳气吞酸，肢体沉重，怠情嗜卧，常多自利，舌苔白腻而厚，脉缓。

古方歌

平胃散用苍术朴，陈皮甘草四般药，
除湿散满驱瘴岚，调胃诸方以此扩，
又不换金正气散，即是此方加夏藿。

厚朴

藿香正气散

huò xiāng zhèng qì sǎn

《太平惠民和剂局方》

方歌

藿香芳香化湿气,
解暑辟秽和中气。
陈皮半夏善燥湿,
白术茯苓健脾气。
紫苏白芷醒脾气,
桔梗宣肺利肺气。
厚朴腹皮祛湿滞,
姜枣调营健胃气。
外感风寒湿滞证,
寒热头痛又吐泻,
胸膈满闷效可期。

藿香

陈皮

【组成】藿香9g,陈皮6g,半夏曲6g,白术6g,茯苓3g,紫苏3g,白芷3g,桔梗6g,大腹皮3g,厚朴6g,炙甘草8g,生姜3片,大枣1枚。

【功用】解表化湿,理气和中。

【主治】外感风寒,内伤湿滞证。霍乱吐泻,恶寒发热,头痛,胸膈满闷,脘腹疼痛,山岚瘴疟,水土不服。

古方歌

藿香正气大腹苏,甘桔陈苓术朴俱,
夏曲白芷加姜枣,感伤岚瘴并能驱。

第二节 清热祛湿剂（7种）

茵陈蒿汤
yīn chén hāo tāng
《伤寒论》

茵陈蒿

【组成】茵陈18g，栀子12g，大黄6g。

【功用】清热利湿退黄。

【主治】湿热黄疸。一身面目俱黄，黄色鲜明，发热，无汗或但头汗出，口渴欲饮，恶心呕吐，腹微满，小便短赤，大便不爽或秘结，舌红苔黄腻，脉沉数或滑数有力。

方歌

湿热黄疸茵陈蒿，
肝胆脾胃湿热清。
栀子能泻三焦火，
泻热逐瘀大黄担。
清热利湿退黄疸，
面目俱黄退黄难。
发热口渴尿赤黄，
恶心呕吐腹微满，
湿热黄疸代表方。

古方歌

茵陈蒿汤治阳黄，栀子大黄组成方，
栀子柏皮加甘草，茵陈四逆治阴黄。

栀子

bā zhèng sǎn
八正散

《太平惠民和剂局方》

方歌

滑石利湿又通淋,
木通清心利尿灵。
萹蓄瞿麦车前子,
清热利尿且通淋。
清利三焦栀子临,
荡涤邪热大黄灵。
甘草灯心治淋沥,
尿频尿急服之停。

木通

【组成】滑石、木通、萹蓄、瞿麦、车前子、山栀子仁、大黄、甘草各9g。(若做汤剂可加灯心草水煎服)

【功用】清热泻火,利水通淋。

【主治】热淋。尿频尿急,溺时涩痛,淋沥不畅,尿色浑赤,甚则癃闭不通,小腹急满,口燥咽干,舌苔黄腻,脉滑数。

车前子

古方歌

八正木通与车前,萹蓄大黄滑石研,
草梢瞿麦兼栀子,煎加灯草痛淋蠲。

三仁汤

sān rén tāng

《温病条辨》

滑石

方歌

滑石清热利湿好,
薏仁杏仁蔻仁妙。
三焦湿热分部治,
通草竹叶利水好。
半夏厚朴祛湿邪,
宣畅气机功效高。
湿温初起暑夹湿,
湿重于热极疲劳,
头痛身重此方保。

【组成】飞滑石 18g, 生薏苡仁 18g, 杏仁 15g, 白蔻仁 6g, 白通草 6g, 竹叶 6g, 半夏 15g, 厚朴 6g。

【功用】宣畅气机, 清利湿热。

【主治】湿温初起及暑温夹湿之湿重于热证。头痛恶寒, 身重疼痛, 肢体倦怠, 面色淡黄, 胸闷不饥, 午后身热, 苔白不渴, 脉弦细而濡。

古方歌

三仁杏蔻薏苡仁, 朴夏通草滑竹伦,
水用甘澜扬百遍, 湿温初起此方遵。

薏苡仁

连朴饮

lián pò yǐn

《霍乱论》

方歌

黄连清热利湿强，
厚朴燥湿气机畅。
芦根清热止呕吐，
半夏和胃止呕强。
栀子清心且泄热，
菖蒲芳香醒脾良。
宣郁除烦淡豆豉，
心烦躁扰苔黄腻，
湿热脘闷吐泻宜。

栀子

【组成】川黄连3g，制厚朴6g，芦根60g，制半夏3g，栀子9g，石菖蒲3g，香豉9g。

【功用】清热化湿，理气和中。

【主治】湿热霍乱。上吐下泻，胸脘痞闷，心烦躁扰，小便短赤，舌苔黄腻，脉濡数。

芦根

古方歌

连朴饮用香豆豉，菖蒲半夏焦山栀，
芦根厚朴黄连入，清热霍乱此方施。

二妙散

èr miào sǎn

《丹溪心法》

方歌

下焦湿热用黄柏，
配上苍术更燥湿。
筋骨疼痛至足膝，
湿热带下湿疮生。
痿痹麻木三妙丸，
补益肝肾加牛膝。
湿热痿证四妙丸，
健脾渗湿薏米拾。

黄柏

【组成】黄柏 15g，苍术 15g。

【功用】清热燥湿。

【主治】湿热下注证。筋骨疼痛，或两足痿软，或足膝红肿疼痛，或湿热带下，或下部湿疮、湿疹，小便短赤，舌苔黄腻。

古方歌

二妙散中苍柏煎，若云三妙牛膝添，
再加苡仁名四妙，湿热下注痿痹痊。

苍术

【附方】三妙丸

《医学正传》

【组成】黄柏12g，苍术各18g，川牛膝6g。

【功用】清热燥湿，活血通经。

【主治】湿热下注之痿痹。两脚麻木或肿痛，或如火烙之热，痿软无力。

川牛膝

【附方】四妙丸

《成方便读》

【组成】黄柏24g，苍术24g，川牛膝24g，薏苡仁24g。

【功用】清热利湿，舒筋壮骨。

【主治】湿热痿证。两足麻木、痿软、肿痛。

黄柏

第三节 利水渗湿剂（4种）

五苓散 wǔ líng sǎn
《伤寒论》

猪苓

【组成】泽泻15g，猪苓9g，茯苓9g，白术9g，桂枝6g。

【功用】利水渗湿，温阳化气。

【主治】1.蓄水证。小便不利，头痛微热，烦渴欲饮，甚则水入即吐，舌苔白，脉浮。

2.痰饮。脐下动悸，吐涎沫而头眩，或短气而咳者。

3.水湿内停证。水肿、泄泻，小便不利，以及霍乱吐泻等。

方歌

泽泻利水效果佳，
猪苓茯苓辅助它。
补气健脾佐白术，
温阳化气桂枝加。
水湿内停蓄水证，
小便不利且水肿，
烦渴欲饮为妙方。

古方歌

五苓散治太阳腑，白术泽泻猪苓茯，
桂枝化气兼解表，小便通利水饮除。

泽泻

猪苓汤

zhū líng tāng

《伤寒论》

方歌

猪苓利水渗湿好,
泽泻茯苓利水妙。
滑石清热又利湿,
阿胶滋阴阴血保。
水热互结伤阴证,
发热口渴且心烦,
舌红苔白为妙方。

【组成】猪苓10g，泽泻10g，茯苓10g，滑石10g，阿胶10g。

【功用】利水渗湿，养阴清热。

【主治】水热互结伤阴证。发热，口渴欲饮，小便不利，或心烦不寐，或咳嗽，或呕恶，或下利，舌红苔白或微黄，脉细数。亦治热淋、血淋等。

古方歌

猪苓汤用猪茯苓，泽泻滑石阿胶并，
小便不利兼烦渴，利水养阴热亦平。

猪苓

防己黄芪汤

fáng jǐ huáng qí tāng

《金匮要略》

方歌

防己祛风又止痛,
黄芪益气固表功。
白术健脾又祛湿,
甘草益气又和中。
生姜大枣调营卫,
表虚风水风湿痛。
汗出恶风身重肿,
肢节疼痛渐无踪。

防己

【组成】防己12g, 黄芪15g, 白术9g, 甘草6g, 生姜4片, 大枣1枚。

【功用】益气祛风, 健脾利水。

【主治】表虚之风水或风湿证。汗出恶风, 身重微肿, 或肢节疼痛, 小便不利, 舌淡苔白, 脉浮。

古方歌

金匮防己黄芪汤, 白术甘草枣生姜,
益气祛风又行水, 表虚风水风湿康。

黄芪

五皮散

wǔ pí sǎn

《华氏中藏经》

方歌

皮肤水肿茯苓皮，
行气消胀大腹皮。
醒脾化湿用陈皮，
皮肤肿胀生姜皮。
肃降肺气桑白皮，
利水消肿有五皮。
水停气滞皮水证，
一身悉肿此方医。

大腹皮

桑白皮

【组成】茯苓皮9g，大腹皮9g，陈橘皮9g，生姜皮9g，桑白皮9g。

【功用】利水消肿，理气健脾。

【主治】水停气滞之皮水证。一身悉肿，肢体沉重，心腹胀满，上气喘急。小便不利及妊娠水肿，苔白腻，脉沉缓。

古方歌

五皮散用五般皮，陈茯姜桑大腹奇，
或用五加易桑白，脾虚肤胀此方司。

第四节 温化寒湿剂（3种）

苓桂术甘汤
líng guì zhú gān tāng

《金匮要略》

方歌

茯苓健脾化痰饮，
桂枝温阳饮化尽。
白术健脾且燥湿，
甘草化痰调药性。
中阳不足痰饮证，
胸胁支满服之灵。

茯苓

【组成】茯苓12g，桂枝9g，白术9g，甘草6g。

【功用】温阳化饮，健脾利水。

【主治】中阳不足之痰饮。胸胁支满，目眩心悸，或短气而咳，舌苔白滑，脉弦滑或沉紧。

古方歌

苓桂术甘化饮剂，温阳化饮又健脾，
饮邪上逆胸胁满，水饮下行悸眩去。

桂枝

甘草干姜茯苓白术汤
（又名肾着汤）

《金匮要略》

方歌

干姜辛热祛寒湿，
温中燠土散寒湿。
茯苓利水且渗湿，
白术健脾又燥湿。
调和药性甘草入，
全方共奏祛寒湿，
身重腰冷服之失。

干姜

白术

【组成】干姜12g，茯苓12g，白术6g，甘草6g。

【功用】祛寒除湿。

【主治】肾着病。身重，腰下冷痛，腰重如带五千钱，饮食如故，口不渴，小便自利，舌淡苔白，脉沉迟或沉缓。

古方歌

肾着汤内用干姜，茯苓甘草白术襄，
伤湿身重与腰冷，亦名甘姜苓术汤。

真武汤

《伤寒论》

附子

方歌

附子温肾促气化,
温运水湿苓术帮。
生姜温脾助气化,
筋肉瞤动白芍扛。
阳虚水泛肢浮肿,
头眩身动润惕康。

【组成】附子9g, 茯苓9g, 白术6g, 生姜9g, 芍药9g。

【功用】温阳利水。

【主治】1.阳虚水泛证。小便不利,四肢沉重疼痛,浮肿,腰以下为甚,畏寒肢厥,腹痛,下利,或咳,或呕,舌淡胖,脉沉细。
2.太阳病发汗太过,阳虚水泛证。汗出不解,其人仍发热,心下悸,头眩,身动,振振欲擗地。

古方歌

真武汤壮肾中阳,茯苓术芍附生姜。
少阴腹痛有水气,悸眩瞤惕保安康。

白术

萆薢分清饮
（原名萆薢分清散）

《杨氏家藏方》

方歌

萆薢利湿祛浊好，
益智温肾缩尿妙。
菖蒲芳香化湿浊，
乌药行气止痛高。
温肾利湿化浊好，
膏淋白浊此方保。

草薢

益智仁

【组成】川萆薢9g，益智仁9g，石菖蒲9g，乌药9g。
【功用】温肾利湿，分清化浊。
【主治】下焦虚寒之膏淋、白浊。小便频数，浑浊不清，白如米泔，凝如膏糊，舌淡苔白，脉沉。

古方歌

萆薢分清石菖蒲，草薢乌药益智俱，
或益茯苓盐煎服，通心固肾浊精驱。

第五节 祛湿化浊剂（1种）

第六节 祛风胜湿剂（2种）

羌活胜湿汤
qiāng huó shèng shī tāng

《脾胃论》

羌活

【方歌】

羌独活治风湿痛，
肩背腰脊渐轻松。
防风藁本散风寒，
川芎蔓荆治头风。
甘草缓急又和中，
风湿犯表痹痛证。
肩背腰脊渐轻松，
羌活胜湿疾无踪。

【组成】羌活6g，独活6g，防风3g，藁本3g，川芎2g，蔓荆子2g，甘草3g。

【功用】祛风胜湿止痛。

【主治】风湿犯表之痹证。肩背痛不可回顾，头痛身重，或腰脊疼痛，难以转侧，苔白，脉浮。

【古方歌】

羌活胜湿羌独芎，甘蔓藁本与防风，
湿气在表头腰重，发汗升阳有奇功。

独活

独活寄生汤

dú huó jì shēng tāng

《备急千金要方》

方歌

独活寄生治痹痛,
防风细辛秦艽从。
桂心杜仲怀牛膝,
风湿痹痛易建功。
地黄当归白芍芎,
人参茯苓甘草从。
痹证日久腰膝痛,
气血充足麻木松,
久久为功此方宗。

【组成】独活9g，桑寄生6g，防风6g，细辛6g，秦艽6g，肉桂心6g，杜仲6g，牛膝6g，干地黄6g，当归6g，芍药6g，川芎6g，人参6g，茯苓6g，甘草6g。

【功用】祛风湿，止痹痛，益肝肾，补气血。

【主治】痹证日久，肝肾两虚，气血不足证。腰膝疼痛，肢节屈伸不利，或麻木不仁，畏寒喜温，心悸气短，舌淡苔白，脉细弱。

古方歌

独活寄生艽防辛，芎归地芍桂苓均，
杜仲牛膝人参草，冷风顽痹屈能伸。

防风

第十六章 祛痰剂（10种）

第一节 燥湿化痰剂（3种）

二陈汤
èr chén tāng
《太平惠民和剂局方》

【方歌】

半夏善于治湿痰，
橘红燥湿而化痰。
茯苓健脾杜生痰，
甘草和中且祛痰。
湿痰咳嗽痰多证，
色白易咯是妙方。

半夏

【组成】 半夏10g，橘红10g，白茯苓9g，甘草5g。
【功用】 燥湿化痰，理气和中。
【主治】 湿痰证。咳嗽痰多，色白易咯，恶心呕吐，胸膈痞闷，肢体困重，或头眩心悸，舌苔白滑或腻，脉滑。

【古方歌】

二陈汤用半夏陈，益以茯苓甘草成，
理气和中兼燥湿，一切痰饮此方珍。

橘红（陈皮）

茯苓丸（治痰茯苓丸）

fú líng wán （zhì tán fú líng wán）

《全生指迷方》，录自《是斋百一选方》

方歌

半夏燥湿且化痰，
茯苓健脾杜生痰。
枳壳理气善消痰，
风化朴硝破坚痰。
生姜开胃化湿痰，
痰伏中脘变顽痰。
痰流经络成流痰，
两臂酸痛难上攀，
双手麻木服之瘥。

半夏

【组成】 半夏10g，茯苓6g，枳壳3g，风化朴硝1g。生姜3~5片。

【功用】 燥湿行气，软坚化痰。

【主治】 痰伏中脘，流注经络证。两臂酸痛或抽掣，手不得上举，或左右时复转移，或两手麻木，或四肢浮肿，舌苔白腻，脉弦滑等。

古方歌

指迷茯苓丸半夏，风硝枳壳姜汤下，
中脘停痰肩臂痛，气行痰消痛自罢。

酸橙（干燥未成熟果实为枳壳）

温胆汤
wēn dǎn tāng

《三因极一病证方论》

竹茹

【方歌】

半夏竹茹搭配好，
化痰和胃热痰消。
陈皮枳壳善消痰，
茯苓健脾渗湿妙。
调和胆胃草姜枣，
胆胃不和痰热扰。
胆怯易惊心中烦，
失眠多梦疗效高。

【组成】半夏6g，竹茹6g，陈皮9g，枳实6g，茯苓5g，甘草3g，生姜5片，大枣1枚。

【功用】理气化痰，和胃利胆。

【主治】胆胃不和，痰热内扰证。胆怯易惊，头眩心悸，心烦不眠，夜多异梦，或呕恶呃逆，或眩晕，或癫痫等，苔腻微黄，脉弦滑。

古方歌

温胆夏茹枳陈助，佐以茯草姜枣煮，
理气化痰利胆胃，胆郁痰扰诸症除。

陈皮

清气化痰丸

qīng qì huà tán wán

《医方考》

方歌

清热化痰胆南星,
清肺化痰瓜蒌仁。
清肺泻火选黄芩,
化痰散结半夏迎。
枳实陈皮宽胸襟,
化痰止咳用杏仁。
茯苓健脾杜生痰,
清热化痰咳嗽宁。

天南星（胆南星的原植物）

瓜蒌仁

【组成】胆南星9g，瓜蒌仁6g，黄芩6g，半夏9g，枳实6g，陈皮6g，杏仁6g，茯苓6g。
【功用】清热化痰，理气止咳。
【主治】热痰咳嗽。咳嗽，咳痰黄稠，胸膈痞闷，甚则气急呕恶，舌质红，苔黄腻，脉滑数。

古方歌

清气化痰胆星蒌，夏芩杏陈枳实投，
茯苓姜汁糊丸服，气顺火清痰热疗。

第二节 清热化痰剂（3种）

小陷胸汤
xiǎo xiàn xiōng tāng

《伤寒论》

方歌

清热化痰瓜蒌实，
宽胸散结为上策。
黄连清心心火降，
半夏消痞痞满失。
痰热互结心下痞，
心胸闷痛服之泰。

全瓜蒌

【组成】瓜蒌实20g，黄连6g，半夏10g。

【功用】清热化痰，宽胸散结。

【主治】痰热互结之小结胸证。心下痞闷，按之则痛，或心胸闷痛，或咳痰黄稠，舌红苔黄腻，脉滑数。

古方歌

小陷胸汤连夏蒌，宽胸散结涤痰优，
痰热内结痞满痛，苔黄脉滑此方求。

黄连

滚痰丸（礞石滚痰丸）

《玉机微义》

方歌

礞石软坚坠顽痰，
大黄荡涤实热痰。
黄芩能清上焦火，
沉香顺气且消痰。
实热老痰癫狂痫，
心悸怔忡且心烦。
咳喘多咯黄稠痰，
梦多怪异且纷繁。
一切怪病先治痰，
通治有形无形痰。

青礞石

黄芩

【组成】礞石 3g，大黄 24g，黄芩 24g，沉香 2g。

【功用】泻火逐痰。

【主治】实热老痰证。癫狂昏迷，或心悸怔忡，咳喘痰稠，胸膈痞满，或眩晕耳鸣，绕颈结核，或口眼动，不寐，或梦寐奇怪之状，或骨节猝痛难以名状，或噎息烦闷，大便秘结，舌苔黄厚而腻。

古方歌

滚痰丸用青礞石，大黄黄芩沉水香，
百病多因痰作祟，顽痰怪症力能匡。

第三节 润燥化痰剂（1种）

贝母瓜蒌散

bèi mǔ guā lóu sǎn

《医学心悟》

方歌

贝母润肺而化痰，
瓜蒌清热且涤痰。
天花粉来化燥痰，
茯苓健脾杜生痰。
橘红理气化湿痰，
桔梗宣肺且祛痰。
燥痰咳嗽咯不爽，
痰少咽干易有效。

川贝母

【组成】贝母9g，瓜蒌6g，天花粉5g，茯苓5g，橘红5g，桔梗5g。

【功用】润肺清热，理气化痰。

【主治】燥痰咳嗽。咳嗽痰少，咯痰不爽，涩而难出，咽喉干燥，苔白而干。

古方歌

贝母瓜蒌天花粉，橘红茯苓加桔梗，
肺燥有痰咳难出，润肺化痰此方珍。

天花粉

苓甘五味姜辛汤

líng gān wǔ wèi jiāng xīn tāng

《金匮要略》

第四节 温化寒痰剂（2种）

【方歌】

干姜温肺化痰饮，
细辛散寒化寒饮。
茯苓健脾杜生痰，
敛肺止咳五味迎。
甘草止咳化痰饮，
温肺化饮治寒饮。
寒饮咳嗽痰清稀，
舌苔白滑效可信。

干姜

细辛

【组成】干姜9g，细辛3g，茯苓12g，五味子5g，甘草9g。

【功用】温肺化饮。

【主治】寒饮咳嗽。咳嗽痰多，清稀色白，胸膈痞满，舌苔白滑，脉弦滑。

【古方歌】

苓甘五味姜辛汤，温肺化饮常用方，
半夏杏仁均可加，寒痰水饮咳嗽康。

三子养亲汤

sān zǐ yǎng qīn tāng

《韩氏医通》

方歌

温肺化痰白芥子,
降气消痰紫苏子。
消食导滞莱菔子,
三子养亲痰必治。
温肺化痰消食滞,
痰壅气逆食滞证,
咳嗽喘逆此方施。

莱菔子

【组成】白芥子、紫苏子、莱菔子各9g。

【功用】温肺化痰,降气消食。

【主治】痰壅气逆食滞证。咳嗽喘逆,痰多胸痞,食少难消,舌苔白腻,脉滑。

古方歌

三子养亲祛痰方,芥苏莱菔共煎汤,
大便实硬加熟蜜,冬寒更可加生姜。

紫苏

半夏白术天麻汤

《医学心悟》

方歌

半夏燥湿化痰好，
天麻平肝息风妙。
茯苓白术杜湿痰，
橘红甘草化痰高。
生姜大枣调脾胃，
风痰眩晕头痛扰。
胸膈痞闷且呕恶，
舌苔白腻此方瘳。

半夏

天麻

【组成】半夏9g，天麻6g，茯苓6g，白术18g，橘红6g，甘草3g，生姜1片，大枣2枚。
【功用】化痰息风，健脾祛湿。
【主治】风痰上扰证。眩晕，头痛，胸膈痞闷，恶心呕吐，舌苔白腻，脉弦滑。

古方歌

半夏白术天麻汤，苓草橘红枣生姜，
眩晕头痛风痰盛，痰化风息复正常。

第五节 治风化痰剂（1种）

第十七章 消导化积剂（4种）

第一节 消食化滞剂（3种）

保和丸
《丹溪心法》

山楂

【方歌】

山楂善于消肉食，
神曲长于化面食。
莱菔化痰又消食，
陈皮半夏化痰滞。
茯苓健脾化痰湿，
连翘散结且消积。
肉食面食食积证，
脘腹痞满消之喜。
嗳腐吞酸可停息。

【组成】 山楂18g，神曲6g，莱菔子3g，陈皮3g，半夏9g，茯苓9g，连翘3g。
【功用】 消食化滞，理气和胃。
【主治】 食积证。脘腹痞满胀痛，嗳腐吞酸，恶食呕逆，或大便泄泻，舌苔腻，脉滑。

古方歌

保和神曲与山楂，苓夏陈翘菔子加，
炊饼为丸白汤下，消食和胃效堪夸。

莱菔子

【附方】大安丸 (dà ān wán)

《丹溪心法》

方歌

保和丸中加白术,
消中兼补效突出。
小儿脾虚食积证,
饮食不消应首选。
脘腹胀满不思食,
大便泄泻效突出。

山楂

莱菔子

【组成】山楂12g,神曲6g,半夏6g,茯苓6g,陈皮3g,莱菔子3g,连翘3g,白术12g。
【功用】消食健脾。
【主治】小儿食积脾虚证。小儿食积,饮食不消,脘腹胀满,纳少肢倦,大便泄泻。

古方歌

保和神曲与山楂,苓夏陈翘菔子加,
曲糊为丸表汤下,亦可方中用麦芽。

第十七章 消导化积剂(4种)

枳实导滞丸

zhǐ shí dǎo zhì wán

《内外伤辨惑论》

黄芩

【方歌】

大黄攻积大便通，
枳实破气积滞松。
神曲消食又健脾，
清利湿热芩连从。
茯苓白术脾气充，
泽泻利水湿无踪。
湿热食积腹痛证，
大便秘结此方宗。

【组成】大黄30g，枳实15g，神曲15g，黄芩9g，黄连9g，茯苓9g，白术9g，泽泻6g。
【功用】消食导滞，清热祛湿。
【主治】湿热食积证。脘腹胀痛，大便秘结，或下痢泄泻，小便短赤。舌苔黄腻，脉沉有力。

【古方歌】

枳实导滞首大黄，芩连曲术茯苓襄，
泽泻蒸饼糊丸服，湿热积滞力能攘。

泽泻

葛花解酲汤

gě huā jiě chéng tāng

《内外伤辨惑论》

砂仁

【组成】葛花15g，神曲6g，缩砂仁15g，白豆蔻15g，猪苓5g，白茯苓5g，泽泻6g，人参5g，白术6g，莲花青皮3g，橘皮5g，干生姜6g，木香3g。
【功用】消酒化湿，理气健脾。
【主治】酒积伤脾证。眩晕呕吐，头痛烦渴，胸膈痞闷，食少体倦，小便不利，大便泄泻，舌苔腻，脉滑。

方歌

葛花解酒且醒脾，
神曲消食解酒积。
砂仁蔻仁善醒脾，
人参白术能健脾。
猪苓泽泻祛水邪，
行气和胃青陈皮。
茯苓木香和中气，
消酒化湿且健脾。
眩晕呕吐且胸痞，
分解酒毒此方备。

古方歌

葛花解酲香砂仁，二苓参术蔻青陈，
神曲干姜兼泽泻，温中利湿酒伤珍。

葛花

第二节 健脾消食剂（1种）

第十八章 治痈疡剂（9种）

仙方活命饮
xiān fāng huó mìng yǐn

《校注妇人良方》

金银花

方 歌

银花清热且解毒,
疮家圣药功效殊。
当归赤芍畅血流,
乳香没药肿痛除。
防风白芷散风毒,
陈皮甘草解湿毒。
花粉贝母排脓速,
山甲皂刺能托毒。
痈疡初起和肿毒,
红肿焮痛服之舒。

【组成】金银花9g，防风6g，白芷6g，当归尾6g，赤芍6g，乳香6g，没药6g，天花粉6g，贝母6g，陈皮9g，炙穿山甲6g，皂角刺6g，甘草6g。

【功用】清热解毒，消肿溃坚，活血止痛。

【主治】痈疡肿毒初起。红肿焮痛，或身热凛寒，苔薄白或黄，脉数有力。

古 方 歌

仙方活命金银花，防芷归陈草芍加，
贝母天花兼乳没，穿山皂刺酒煎佳，
一切痈毒能溃散，溃后忌服用勿差。

白芷

五味消毒饮 wǔ wèi xiāo dú yǐn

《医宗金鉴》

方歌

银花清热解毒良,
公英消痈又散结。
紫花地丁消痈肿,
野菊清热解毒强。
紫背天葵消肿结,
火毒疔疮有专长。
疔疮初起发热证,
红肿热痛服之宜。

金银花

蒲公英

【组成】金银花30g,蒲公英12g,紫花地丁12g,野菊花12g,紫背天葵子12g。

【功用】清热解毒,消散疔疮。

【主治】火毒结聚之疔疮。疔疮初起,发热恶寒,疮形似粟,坚硬根深,状如铁钉,以及痈疡疖肿,局部红肿热痛,舌红苔黄,脉数。

古方歌

五味消毒疗诸疔,银花野菊蒲公英,
紫花地丁天葵子,煎加酒服效非轻。

四妙勇安汤
sì miào yǒng ān tāng
《验方新编》

金银花

【方歌】

清热解毒金银花，
痈疽疮疡来当家。
玄参清热且凉血，
解毒软坚效更佳。
当归养血且活血，
通脉止痛响当当。
甘草清热又解毒，
调和药性好一桩。
热毒炽盛脱疽证，
肢暗肿痛力能匡。

【组成】金银花90g，玄参90g，当归60g，甘草30g。
【功用】清热解毒，活血止痛。
【主治】热毒炽盛之脱疽。患肢暗红微肿灼热，疼痛剧烈，久则溃烂腐臭，甚至脚趾趾节脱落，延及足背，烦热口渴，舌红脉数。

古方歌

四妙勇安金银花，玄参当归甘草加，
清热解毒兼活血，热毒脱疽效堪夸。

玄参

阳和汤 (yáng hé tāng)

《外科证治全生集》

方歌

熟地黄配鹿角胶,
温阳补血功效高。
肉桂姜炭入血分,
温阳散寒通脉好。
温化寒痰白芥子,
宣通寒凝麻黄饶。
甘草解毒调诸药,
温阳补血阴寒散。
皮色不变肿弥漫,
阴疽流注渐有效。

鹿角胶

【组成】 熟地黄30g, 鹿角胶9g, 肉桂3g, 炮姜2g, 白芥子6g, 麻黄2g, 生甘草3g。

【功用】 温阳补血, 散寒通滞。

【主治】 阴疽。如贴骨疽、脱疽、流注、痰核、鹤膝风等, 症见皮色不变, 酸痛无热, 口中不渴, 舌淡苔白, 脉沉细或迟细。

古方歌

阳和汤法解寒凝,贴骨流注鹤膝风,
熟地鹿胶姜炭桂,麻黄白芥甘草从。

犀黄丸
xī huáng wán

《外科证治全生集》

方歌

牛黄清热解毒强，
清解火毒又散结。
麝香香窜通经络，
乳香没药祛瘀良。
火郁痰凝瘀滞证，
乳岩瘰疬有专长。

牛黄

【组成】犀牛黄1g，麝香5g，乳香30g，没药30g。

现代用法：用水泛丸，每服9g，陈酒送服。

【功用】活血行瘀，解毒消痈。

【主治】火郁痰凝、气滞血瘀所致之乳岩、瘰疬、横痃、痰核、流注、肿痛、小肠痈等。舌红，脉滑数。

麝香

古方歌

犀黄丸内用麝香，乳香没药与牛黄，
乳岩横痃或瘰疬，正气未虚均可尝。

海藻玉壶汤

hǎi zǎo yù hú tāng

《外科正宗》

方歌

化痰散结消瘿瘤，
海藻海带昆布留。
行气解郁青陈皮，
当归川芎畅血流。
半夏贝母助消瘤，
连翘甘草解毒瘤。
独活通痹气血通，
化痰软坚消瘿瘤。
瘿瘤初起觅无踪，
皮色不变无肿痛，
缓消渐散效一流。

海藻

连翘

【组成】海藻3g，昆布3g，海带3g，青皮3g，陈皮3g，当归3g，川芎3g，半夏3g，贝母3g，连翘3g，甘草3g，独活3g。

【功用】化痰软坚，消散瘿瘤。

【主治】气滞痰凝之瘿瘤初起。瘿瘤初起，或肿或硬，赤或不赤，但未破。亦治石瘿，坚硬如石，推之不移，皮色不变。

古方歌

海藻玉壶带昆布，青陈归芎夏贝母，
连翘独活甘草入，化痰散结瘿瘤除。

消瘰丸
《医学心悟》

方歌

贝母清热化痰结，
牡蛎软坚且散结。
玄参清热消节结，
痰热凝结生瘰疬。
颈项瘰疬或结节，
清热化痰软坚结，
各种节结此方先。

浙贝母

【组成】贝母12g，牡蛎12g，玄参12g。
【功用】清热化痰，软坚散结。
【主治】痰热凝结之瘰疬。痰核瘿瘤，咽干舌红，脉弦滑数。

古方歌

消瘰牡蛎贝玄参，消痰散结并养阴，
痰核瘰疬痰火结，临时加减细斟酌。

牡蛎

苇茎汤 wěi jīng tāng

《外台秘要》，引自《古今录验方》

方歌

苇茎清热治肺痈，
瓜瓣清肺又消壅。
薏苡清肺又排脓，
桃仁祛瘀助消痈。
清肺化痰且排脓，
痰瘀互结肺痈证，
咳吐脓痰此方宗。

苇茎（芦根）

【组成】芦根60g，瓜瓣24g，薏苡仁30g，桃仁9g。

【功用】清肺化痰，逐瘀排脓。

【主治】肺痈，痰瘀互结之肺痈证。热毒壅滞，身有微热，咳嗽痰多，甚则咳吐腥臭脓血，胸中隐隐作痛，舌红苔黄腻，脉滑数。

薏苡仁或桃仁

古方歌

千金苇茎生薏仁，桃仁瓜瓣四味临，
吐咳肺痈痰秽浊，凉营清气自生津。

大黄牡丹汤
dà huáng mǔ dān tāng

《金匮要略》

大黄

方歌

大黄泄热逐瘀强，
桃仁相伍散瘀热。
芒硝软坚又散结，
肠痈瘀热丹皮裹。
瓜仁排脓散痈结，
泻热破瘀消肿结。
湿热瘀滞常发热，
肠痈初起阑尾炎，
腹痛拒按此方宜。

【组成】大黄12g，桃仁9g，芒硝6g，牡丹皮3g，冬瓜仁30g。

【功用】泻热破瘀，散结消肿。

【主治】湿热瘀滞证之肠痈初起。右下腹疼痛拒按，或右足屈而不伸，伸则痛甚，甚则局部肿痞，或时时发热，自汗恶寒，舌苔薄腻而黄，脉滑数。

古方歌

金匮大黄牡丹汤，桃仁瓜子芒硝襄，
肠痈初起腹按痛，苔黄脉数服之康。

牡丹皮

附录

附录 A

十八反歌诀

本草明言十八反，半蒌贝蔹及攻乌。
藻戟遂芫俱战草，诸参辛芍叛藜芦。

即：乌头反半夏、瓜蒌、川贝、浙贝、白蔹、白及；甘草反海藻、大戟、甘遂、芫花；藜芦反人参、丹参、玄参、沙参、细辛、芍药。

附录 B

十九畏歌诀

硫黄原是火中精，朴硝一见便相争。
水银莫与砒霜见，狼毒最怕密陀僧。
巴豆性烈最为上，偏与牵牛不顺情。
丁香莫与郁金见，牙硝难合京三棱。
川乌草乌不顺犀，人参最怕五灵脂。
官桂善能调冷气，若逢石脂便相欺。
大凡修合看顺逆，炮爁炙煿莫相依。

即：硫黄畏朴硝，水银畏砒霜，狼毒畏密陀僧，巴豆畏牵牛，丁香畏郁金，牙硝畏三棱，川乌、草乌畏犀角，人参畏五灵脂，官桂畏赤石脂。

附录C

妊娠用药禁忌歌

斑蝥水蛭及虻虫，乌头附子配天雄。
野葛水银并巴豆，牛膝薏苡与蜈蚣。
三棱芫花代赭麝，大戟蝉蜕黄雌雄。
牙硝芒硝牡丹桂，槐花牵牛皂角同。
半夏南星与通草，瞿麦干姜桃仁通。
硇砂干漆蟹爪甲，地胆茅根与䗪虫。

说明：妊娠用药禁忌歌可供参考。在中医临床用药上，禁用与忌用也有所不同：凡药性峻猛的或有堕胎作用的，如巴豆、大戟、商陆、牵牛子、三棱、斑蝥、水蛭、麝香、马钱子、川乌、草乌、雄黄、砒石、朱砂等，应属于禁用范围；凡属于活血化瘀、行气破气、攻下导滞、药性滑利的，如桃仁、红花、莪术、牛膝、枳实、青皮、大黄、冬葵子、薏苡仁等均属于忌用范围。但这也是相对的，不是绝对的。《内经》有"有故无殒亦无殒也"的说法，均可参考。对于初学者来说，应谨慎使用，最好不要轻易突破禁忌歌的内容。

索引

以汉语拼音为序

B

八珍汤 / 084
八正散 / 161
白虎汤 / 034
白头翁汤 / 046
百合固金汤 / 153
败毒散 / 013
半夏白术天麻汤 / 187
半夏厚朴汤 / 118
半夏泻心汤 / 032
保和丸 / 190
贝母瓜蒌散 / 184
萆薢分清饮（原名萆薢分清散）/ 173
补阳还五汤 / 130
补中益气汤 / 076

C

柴胡疏肝散 / 115
川芎茶调散 / 140
葱白七味饮 / 015

D

达原饮 / 028
大补阴丸（原名大补丸）/ 089
大柴胡汤 / 069
大承气汤 / 018
大黄附子汤 / 019
大黄牡丹汤 / 204
大青龙汤 / 003
大建中汤 / 062
当归补血汤 / 082
当归六黄汤 / 049
当归四逆汤 / 064
导赤散 / 039
丁香柿蒂汤 / 126
定喘汤 / 122
独活寄生汤 / 175

E

二陈汤 / 178
二妙散 / 164

F

防己黄芪汤 / 168
茯苓丸（治痰茯苓丸）/ 179
复元活血汤 / 131

G

甘草干姜茯苓白术汤
（又名肾着汤）/ 171

甘麦大枣汤 / 108

葛根黄芩黄连汤 / 068

葛花解酲汤 / 193

固经丸 / 103

瓜蒌薤白白酒汤 / 117

归脾汤 / 083

龟鹿二仙胶 / 093

桂枝茯苓丸 / 134

桂枝甘草龙骨牡蛎汤 / 106

桂枝汤 / 004

滚痰丸（礞石滚痰丸）/ 183

H

海藻玉壶汤 / 201

蒿芩清胆汤 / 027

厚朴温中汤 / 119

槐花散 / 138

黄连阿胶汤 / 111

黄连解毒汤 / 038

黄芪桂枝五物汤 / 065

藿香正气散 / 159

J

济川煎 / 022

加味乌药汤 / 120

交泰丸 / 110

金铃子散 / 116

金锁固精丸 / 100

九味羌活汤 / 005

九仙散 / 097

橘皮竹茹汤 / 125

K

咳血方 / 136

L

理中丸 / 058

苓甘五味姜辛汤 / 185

苓桂术甘汤 / 170

六味地黄丸 / 086

六一散 / 054

龙胆泻肝汤 / 040

连朴饮 / 163

M

麻黄汤 / 002

麻黄细辛附子汤 / 014

麻黄杏仁甘草石膏汤 / 012

麻子仁丸 / 020

麦门冬汤 / 151

牡蛎散 / 096

N

暖肝煎 / 066

213

P

平胃散 / 158

Q

七宝美髯丹 / 094

牵正散 / 143

羌活胜湿汤 / 174

青蒿鳖甲汤 / 047

清骨散 / 048

清气化痰丸 / 181

清暑益气汤 / 055

清胃散 / 044

清营汤 / 036

清燥救肺汤 / 150

琼玉膏 / 154

R

人参蛤蚧散 / 079

S

三仁汤 / 162

三子养亲汤 / 186

桑菊饮 / 011

桑螵蛸散 / 101

桑杏汤 / 149

射干麻黄汤 / 008

参苓白术散 / 075

肾气丸（又名八味肾气丸、崔氏八味丸）/ 092

升降散 / 070

生化汤 / 133

生脉散 / 078

失笑散 / 135

四君子汤 / 072

四妙勇安汤 / 198

四磨汤 / 123

四逆散 / 029

四逆汤 / 063

四神丸 / 098

四物汤 / 080

苏子降气汤 / 121

酸枣仁汤 / 107

缩泉丸（原名固真丹）/ 102

T

桃核承气汤 / 128

天麻钩藤饮 / 145

痛泻要方 / 031

W

苇茎汤 / 203

温胆汤 / 180

温经汤 / 132

吴茱萸汤 / 061

五苓散 / 166

五皮散 / 169

五味消毒饮 / 197

五仁丸 / 021

X

犀黄丸 / 200

犀角地黄汤 / 037

仙方活命饮 / 196

香薷散 / 052

香苏散 / 006

逍遥散 / 030

消风散 / 141

消瘰丸 / 202

小柴胡汤 / 026

小活络丹 / 144

小蓟饮子 / 137

小建中汤 / 060

小青龙汤 / 007

小陷胸汤 / 182

泻白散 / 042

旋覆代赭汤 / 124

血府逐瘀汤 / 129

杏苏散 / 148

Y

阳和汤 / 199

养心汤 / 109

养阴清肺汤 / 152

一贯煎 / 090

易黄汤 / 104

益胃汤 / 091

茵陈蒿汤 / 160

银翘散 / 010

玉女煎 / 045

玉屏风散 / 077

玉液汤 / 155

越鞠丸 / 114

Z

增液承气汤 / 023

真武汤 / 172

止咳散 / 009

炙甘草汤（又名复脉汤）/ 085

猪苓汤 / 167

竹叶石膏汤 / 035

驻车丸 / 099

左金丸 / 041

增液汤 / 156

镇肝息风汤 / 146

枳实导滞丸 / 192

【附方】大安丸 / 191

【附方】当归饮子 / 142

【附方】都气丸 / 088

【附方】附子理中丸 / 059

【附方】瓜蒌薤白半夏汤 / 117

【附方】六君子汤 / 074

【附方】杞菊地黄丸 / 088

【附方】三妙丸 / 165

【附方】十全大补汤 / 081

【附方】四妙丸 / 165

【附方】葶苈大枣泻肺汤 / 043

【附方】新加香薷饮 / 053

【附方】异功散 / 073

【附方】知柏地黄丸 / 087

以汉字笔画为序

一画

一贯煎 / 090

二画

二陈汤 / 178

二妙散 / 164

丁香柿蒂汤 / 126

七宝美髯丹 / 094

人参蛤蚧散 / 079

八正散 / 161

八珍汤 / 084

九仙散 / 097

九味羌活汤 / 005

三画

三子养亲汤 / 186

三仁汤 / 162

大补阴丸（原名大补丸）/ 089

大青龙汤 / 003

大建中汤 / 062

大承气汤 / 018

大柴胡汤 / 069

大黄牡丹汤 / 204

大黄附子汤 / 019

小青龙汤 / 007

小建中汤 / 060

小活络丹 / 144

小柴胡汤 / 026

小陷胸汤 / 182

小蓟饮子 / 137

川芎茶调散 / 140

四画

天麻钩藤饮 / 145

五仁丸 / 021

五皮散 / 169

五苓散 / 166

五味消毒饮 / 197

止咳散 / 009

贝母瓜蒌散 / 184

升降散 / 070

六一散 / 054

六味地黄丸 / 086

五画

玉女煎 / 045

玉屏风散 / 077

玉液汤 / 155

甘麦大枣汤 / 108

甘草干姜茯苓白术汤

217

（又名肾着汤）/ 171

左金丸 / 041

龙胆泻肝汤 / 040

平胃散 / 158

归脾汤 / 083

四君子汤 / 072

四妙勇安汤 / 198

四物汤 / 080

四逆汤 / 063

四逆散 / 029

四神丸 / 098

四磨汤 / 123

生化汤 / 133

生脉散 / 078

失笑散 / 135

仙方活命饮 / 196

白头翁汤 / 046

白虎汤 / 034

瓜蒌薤白白酒汤 / 117

半夏白术天麻汤 / 187

半夏泻心汤 / 032

半夏厚朴汤 / 118

加味乌药汤 / 120

六画

百合固金汤 / 153

达原饮 / 028

当归六黄汤 / 049

当归四逆汤 / 064

当归补血汤 / 082

竹叶石膏汤 / 035

血府逐瘀汤 / 129

交泰丸 / 110

导赤散 / 039

阳和汤 / 199

防己黄芪汤 / 168

七画

麦门冬汤 / 151

苇茎汤 / 203

苏子降气汤 / 121

杏苏散 / 148

连朴饮 / 163

吴茱萸汤 / 061

牡蛎散 / 096

龟鹿二仙胶 / 093

羌活胜湿汤 / 174

补中益气汤 / 076

补阳还五汤 / 130

八画

青蒿鳖甲汤 / 047

苓甘五味姜辛汤 / 185

苓桂术甘汤 / 170

肾气丸（又名八味肾气丸、崔氏八味丸）/ 092

易黄汤 / 104

固经丸 / 103

败毒散 / 013

金铃子散 / 116

金锁固精丸 / 100

炙甘草汤（又名复脉汤）/ 085

泻白散 / 042

定喘汤 / 122

参苓白术散 / 075

驻车丸 / 099

九画

茵陈蒿汤 / 160

茯苓丸（治痰茯苓丸）/ 179

枳实导滞丸 / 192

厚朴温中汤 / 119

牵正散 / 143

咳血方 / 136

香苏散 / 006

香薷散 / 052

复元活血汤 / 131

保和丸 / 190

独活寄生汤 / 175

养心汤 / 109

养阴清肺汤 / 152

济川煎 / 022

十画

真武汤 / 172

桂枝甘草龙骨牡蛎汤 / 106

桂枝汤 / 004

桂枝茯苓丸 / 134

桃核承气汤 / 128

柴胡疏肝散 / 115

逍遥散 / 030

射干麻黄汤 / 008

益胃汤 / 091

消风散 / 141

消瘰丸 / 202

海藻玉壶汤 / 201

桑杏汤 / 149

桑菊饮 / 011

桑螵蛸散 / 101

十一画

理中丸 / 058

黄芪桂枝五物汤 / 065

黄连阿胶汤 / 111

黄连解毒汤 / 038

萆薢分清饮（原名萆薢分清散）/ 173

银翘散 / 010

猪苓汤 / 167

麻子仁丸 / 020

麻黄汤 / 002

麻黄杏仁甘草石膏汤 / 012

麻黄细辛附子汤 / 014

旋覆代赭汤 / 124

219

清气化痰丸 / 181

清胃散 / 044

清骨散 / 048

清营汤 / 036

清暑益气汤 / 055

清燥救肺汤 / 150

十二画

琼玉膏 / 154

越鞠丸 / 114

葛花解酲汤 / 193

葛根黄芩黄连汤 / 068

葱白七味饮 / 015

痛泻要方 / 031

温经汤 / 132

温胆汤 / 180

犀角地黄汤 / 037

犀黄丸 / 200

十三画

蒿芩清胆汤 / 027

槐花散 / 138

暖肝煎 / 066

滚痰丸（礞石滚痰丸）/ 183

十四画

酸枣仁汤 / 107

缩泉丸（原名固真丹）/ 102

十五画

增液汤 / 156

增液承气汤 / 023

镇肝息风汤 / 146

十六画

橘皮竹茹汤 / 125

二十画

藿香正气散 / 159

【附方】十全大补汤 / 081

【附方】三妙丸 / 165

【附方】大安丸 / 191

【附方】六君子汤 / 074

【附方】四妙丸 / 165

【附方】瓜蒌薤白半夏汤 / 117

【附方】当归饮子 / 142

【附方】异功散 / 073

【附方】杞菊地黄丸 / 088

【附方】附子理中丸 / 059

【附方】知柏地黄丸 / 087

【附方】都气丸 / 088

【附方】葶苈大枣泻肺汤 / 043

【附方】新加香薷饮 / 053